S. Greenhalgh J. Selfe

Red Flags bei schweren Wirbelsäulenerkrankungen

Sue Greenhalgh MA GD Phys MSCP
Consultant Physiotherapist, Bolton PCT, Bolton, UK
James Selfe PhD MA GD Phys MSCP
Reader in Physiotherapy, University of Central Lancashire, Preston, UK

Red Flags bei schweren Wirbelsäulenerkrankungen

Diagnostik und Therapie

2. Auflage

Übersetzt von: Rainer Simader, Wien

Mit einem Geleitwort von: Laura Finucane und Chris Mercer

ELSEVIER

Elsevier GmbH, Hackerbrücke 6, 80335 München, Deutschland
Wir freuen uns über Ihr Feedback und Ihre Anregungen an kundendienst@elsevier.com

ISBN: 978-0-7020-5510-2

This translation of Red Flags and Blue Lights, Managing Serious Spinal Pathology, 2nd edition by Sue Greenhalgh and James Selfe was undertaken by Elsevier GmbH and is published by arrangement with Elsevier Limited.

Diese Übersetzung von Red Flags and Blue Lights, Managing Serious Spinal Pathology, 2. Auflage, von Sue Greenhalgh und James Selfe wird durch die Elsevier GmbH ausgeführt und in Absprache mit Elsevier Limited veröffentlicht.

Red Flags bei schweren Wirbelsäulenerkrankungen, Diagnostik und Therapie, 2. Auflage, von Sue Greenhalgh und James Selfe

ISBN 978-3-437-45565-0
eISBN 978-3-437-06306-0

2. Auflage 2021

Wichtiger Hinweis für die Benutzer
Die Übersetzung wurde von der Elsevier GmbH eigenverantwortlich ausgeführt. Ärzte/Praktiker und Forscher müssen sich bei der Bewertung und Anwendung aller hier beschriebenen Informationen, Methoden, Wirkstoffe oder Experimente stets auf ihre eigenen Erfahrungen und Kenntnisse verlassen. Bedingt durch den schnellen Wissenszuwachs insbesondere in den medizinischen Wissenschaften sollte eine unabhängige Überprüfung von Diagnosen und Arzneimitteldosierungen erfolgen. Im größtmöglichen Umfang des Gesetzes wird von Elsevier, den Autoren, Redakteuren oder Beitragenden keinerlei Haftung in Bezug auf die Übersetzung oder für jegliche Verletzung und/oder Schäden an Personen oder Eigentum, im Rahmen von Produkthaftung, Fahrlässigkeit oder anderweitig, übernommen. Dies gilt gleichermaßen für jegliche Anwendung oder Bedienung der in diesem Werk aufgeführten Methoden, Produkte, Anweisungen oder Konzepte.

Für die Vollständigkeit und Auswahl der aufgeführten Medikamente übernimmt der Verlag keine Gewähr.
Geschützte Warennamen (Warenzeichen) werden in der Regel besonders kenntlich gemacht (®). Aus dem Fehlen eines solchen Hinweises kann jedoch nicht automatisch geschlossen werden, dass es sich um einen freien Warennamen handelt.
Hinweise zu Diagnose und Therapie können sich von den in Deutschland üblichen Standards unterscheiden. Achtung: Die bei den genannten Arzneimitteln angegebenen Dosierungen und Anwendungshinweise können von der deutschen Zulassung abweichen.

Bibliografische Information der Deutschen Nationalbibliothek
Die Deutsche Nationalbibliothek verzeichnet diese Publikation in der Deutschen Nationalbibliografie; detaillierte bibliografische Daten sind im Internet über https://www.dnb.de abrufbar.

21 22 23 24 25 5 4 3 2 1

In ihren Veröffentlichungen verfolgt die Elsevier GmbH das Ziel, genderneutrale Formulierungen für Personengruppen zu verwenden. Um jedoch den Textfluss nicht zu stören sowie die gestalterische Freiheit nicht einzuschränken, wurden bisweilen Kompromisse eingegangen. Selbstverständlich sind **immer alle Geschlechter** gemeint.

Planung: Elisa Imbery, München
Projektmanagement: Ines Mergenhagen, München
Redaktion: Astrid Wieland, Schlüchtern
Bildredaktion und Rechteklärung: Gabriel Kollböck, München
Satz: Thomson Digital, Noida/Indien
Druck und Bindung: Drukarnia Dimograf Sp. z o. o., Bielsko-Biała/Polen
Umschlaggestaltung: SpieszDesign, Neu-Ulm
Titelfotografie: © Rasi – stock.adobe.com; kleine Bilder: Ruth Eaves, Bolton, UK

Aktuelle Informationen finden Sie im Internet unter **www.elsevier.de.**

Geleitwort

Sehr gerne haben wir das Vorwort für das neueste Werk von Sue Greenhalgh und James Selfe, *Red Flags bei schweren Wirbelsäulenerkrankungen*, geschrieben. Wir schätzen Sues und James' Wissen auf dem Gebiet der schweren Wirbelsäulenerkrankungen sehr, denn mit ihren Erkenntnissen haben die beiden Autoren die Physiotherapie ein großes Stück vorangebracht. Vielleicht hatten auch Sie in Ihrer beruflichen Laufbahn das Glück, Experten bei ihrer Arbeit über die Schulter zu schauen. Sue und James gehören ganz gewiss zu diesen besonderen Menschen und es war uns eine Ehre, eng mit zwei so engagierten Fachleuten zusammenarbeiten zu dürfen. Wir alle profitieren von den Erfahrungen anderer. Sue und James stützen sich in ihrem Bemühen um verbesserte Behandlungsmethoden schwerwiegender Wirbelsäulenerkrankungen auf die Arbeiten von Grieve, Gifford und zahllosen weiteren Spezialisten und bringen so den therapeutischen Beruf voran.
Die Autoren konzentrieren sich auf drei pathologische Befunde: die metastatische Rückenmarkskompression, das Cauda-Equina-Syndrom (CES) und die Osteoporose. Viele Menschen leiden unter diesen Erkrankungen und müssen entsprechend behandelt werden. Vorliegendes Buch will all diejenigen unterstützen, die in diesen Bereichen therapeutisch tätig sind. Natürlich kennen wir die Arbeiten von Sue und James, und so fragen wir uns zu Recht, was dieses Buch Neues bringen kann. Tatsächlich besticht es durch umfassende Informationen und Praxistipps, die den Weg durch Diagnose und Behandlung der drei genannten Krankheitsbilder erleichtern sollen. Zudem soll die Beziehung zwischen Behandlern und Patienten gestärkt werden, um Letzteren die Möglichkeit zu geben, selbstbestimmter mit der eigenen Gesundheit umzugehen.
Die erst kürzlich vom britischen Gesundheitsdienst NHS veröffentlichte Langzeitplanung spricht sich für eine frühzeitige Osteoporose-Therapie bei Risikopatienten aus, da Osteoporose als ernstzunehmende Erkrankung der Wirbelsäule häufig vernachlässigt wird, unbehandelt jedoch für den Patienten sehr einschneidende Veränderungen mit sich bringen kann. Kapitel 3 und 4 setzen sich intensiv mit den Erscheinungsformen dieser Erkrankung auseinander. So erfährt der Leser zum Beispiel, wie Frakturen bei Patienten vermieden werden können. Kapitel 5 und 6 bauen auf Sues und James' früheren Arbeiten im Bereich des Cauda-Equina-Syndroms auf und geben klare Leitlinien für den sicheren und praktischen Umgang mit diesem komplexen und beängstigenden Syndrom vor.
Die NHS-Langfristplanung geht auch auf die Bedeutung der frühzeitigen Diagnose von Krebserkrankungen ein, welche die Überlebenschancen der Betroffenen erheblich verbessert. In den Kapiteln 7 und 8 erhält der Leser wertvolle Informationen zur Früherkennung maligner Wirbelsäulenveränderungen, die helfen sollen, eine angemessene Behandlung zu ermöglichen.

Im Verlauf des Buches werden Ärzte und Therapeuten immer wieder auf die Bedeutung der Kommunikation hingewiesen. Kapitel 2 vermittelt dem Leser die Grundlagen des klaren Kommunizierens und gibt hilfreiche Tipps zur einfühlsamen Übermittlung schlechter Nachrichten.
Vorliegendes Werk ist eine hervorragende Ergänzung zur bisherigen beeindruckenden Arbeit der Autoren und wird zweifellos zu einer Verbesserung der Patientenversorgung beitragen. Es sollte in keinem Bücherschrank fehlen. Nun machen Sie es sich bequem und lassen Sie sich in die Welt der Red Flags *bei schweren Wirbelsäulenerkrankungen* entführen. Sie haben nichts zu verlieren, im Gegenteil – freuen Sie sich auf wertvolle Ratschläge und praktische Tipps. Viel Spaß beim Lesen.

Laura Finucane und Chris Mercer
2019

Danksagung

Unser Dank gilt allen, die zum Gelingen dieses Buches beigetragen haben. Vielen herzlichen Dank Ihnen allen.
Ein besonderer Dank geht an Dr. Vivek Misra, Facharzt für klinische Onkologie, und Lena Richards, Koordinatorin für metastatisch bedingte Rückenmarkskompressionen (MBRK), beide vom *Christie NHS Foundation Trust*. Ihr Fachwissen war für uns von unschätzbarem Wert. Vielen Dank auch dem *Dynamic Health CCS NHS Trust* für die finanzielle Unterstützung des Kartenübersetzungsprojekts zum Cauda-Equina-Syndrom (CES) in 28 verschiedene Sprachen. Danke Jayne Davies und Kormal Bhuchhada, dass Sie beide erkannt haben, wie wichtig diese Übersetzung ist. Vielen Dank den Vertretern von *Dynamic Health* und *MACP* für das Hosting des kostenlosen Zugangs zu deren Website. Nicht zuletzt danken wir unseren Patienten, die uns an ihrem Erfahrungswissen gerne teilhaben ließen und uns dadurch in die Lage versetzten, Sie, liebe Leser, in Ihrer täglichen Arbeit zu unterstützen.

Sue Greenhalgh MA GD Phys MSCP, Bolton/UK
James Selfe PhD MA GD Phys MSCP, Preston/UK

Anmerkungen des Übersetzers

Liebe Leserin, lieber Leser,
das vorliegende Werk ist eine Übersetzung des in England erschienenen Titels „Red Flags and Blue Lights – Managing Serious Spinal Pathology". Es informiert umfassend über Anzeichen und Symptome, die auf schwere Erkrankungen der Wirbelsäule hinweisen und wird Ihnen in Ihrer Funktion als Therapeut/-in eine wertvolle Stütze für Ihre Arbeit mit Patienten sein.
Das englische Gesundheitswesen und die Rolle der Therapeuten unterscheiden sich in mancherlei Hinsicht von den deutschen Gegebenheiten. So sind in England (gemeint ist eigentlich das Vereinigte Königreich, also die Union aus England, Wales, Schottland und Nordirland, meist jedoch sprechen wir schlicht von „England") Physiotherapeuten so genannte „First Contact Practitioner", was bedeutet, dass sie oftmals ohne ärztliche Zuweisung untersuchen und behandeln. Obwohl das Buch für diese Zielgruppe geschrieben wurde, sind die Inhalte auch für Leser des deutschen Sprachraums relevant. Es wird Sie und das behandelnde Team bei wesentlichen Entscheidungsfindungen unterstützen und stellt fundiertes und evidenzbasiertes Wissen zur Verfügung.
Einige der im englischen Original abgedruckten Internetlinks führen nicht mehr auf die entsprechenden Seiten. Wir haben uns dennoch entschlossen, diese Links im Buch zu belassen, da sie ggf. Hinweise auf weitere Informationsquellen enthalten.
Die im Buch abgedruckten Flowcharts wurden aus dem Englischen übersetzt. Im deutschen Sprachraum gibt es aktuell keine allgemein gültigen vergleichbaren Darstellungen. Diese Flowcharts sind in Deutschland nicht bindend. Bitte erurieren Sie, ob in Ihrer Einrichtung ähnliche Vorgaben und Behandlungsstandards zur Verfügung stehen.

Wien, im Frühjahr 2021
Rainer Simader, Übersetzer

Abkürzungen

AAA	abdominales Aortenaneurysma
ANS	Autonomes Nervensystem
ASP	International Association for the Study of Pain
BASS	British Association of Spinal Surgeons
BMI	Body Mass Index
BSG	Blutsenkungsgeschwindigkeit
CES	Cauda-Equina-Syndrom
CESC	Cauda Equina Syndrome (complete) (komplettes CES)
CESE	Cauda Equina Syndrome (early) (frühes CES)
CESI	Cauda Equina Syndrome (incomplete) (inkomplettes CES ohne Harnverhalt)
CESR	Cauda Equina Syndrome (retention) (CES mit Harnverhalt)
CESS	Cauda Equina Syndrome (suspected) (Verdacht auf CES)
CRAG	Clinical Resource and Audit Group
CSP	Chartered Society of Physiotherapy
CT	Computertomografie
CUP	Cancer of unknown primary (Krebserkrankung mit unbekanntem Primärtumor)
DOH	Department of Health
DRU	Digital-rektale Untersuchung
DXA	Dual Energy X-Ray Absorptiometry
E-ASR	Altersstandardisierte Rate auf europäischer Ebene
ESCC	Epidural spinal cord compression (epidurale Rückenmarkskompression)
FCP	First Contact Practitioner
FRAX	Fracture Risk Assessment Tool
FLS	Fracture Liaison Service
GMCCN	Greater Manchester and Cheshire Cancer Networks
HCPC	Health and Care Professions Council
IFOMP	International Federation of Orthopaedic Manipulative Physical Therapists
IASP	International Association for the Study of Pain
IV	Intravenös
KI	Konfidenzintervall
LBP	Low Back Pain (lumbaler Rückenschmerz)
LR	Likelihood ratio (Wahrscheinlichkeitsquotient)
M.	Musculus (Muskel)
MBRK	metastatisch bedingte Rückenmarkskompression
MECC	making every contact count
MRT	Magnetresonanztomografie
MUO	Malignancy of undefined primary origin (maligne Erkrankung mit unbekanntem Primärtumor)
NGT	Nominale Gruppentechnik
NHS	National Health Service
NICE	National Institute for Health and Care Excellence
NOGG	National Osteoporosis Guideline Group
PHT	Parathormon
PSA	Prostataspezifisches Antigen
SD	Standardabweichung
SINS	Spinal Instability Neoplastic Score
SOSG	Spinal Oncology Study Group

SFRT Single-fraction radiotherapy (Bestrahlung als Einmaltherapie)
TNF Tumornekrosefaktor
WCPT World Confederation for Physical Therapy (Weltverband für Physiotherapie)
WHO World Health Organisation
YLD Years lived with disabilities

Abbildungsnachweis

Der Verweis auf die jeweilige Abbildungsquelle befindet sich bei allen Abbildungen im Werk am Ende des Legendentextes in eckigen Klammern.

G921 Greenhalgh, S./Selfe, J.: Red Flags and Blue Lights. Elsevier, 2. Aufl. 2019: Artwork by Ruth Eaves
P829/L231 Dr. Sue Greenhalgh, Manchester; Stefan Dangl, München

Inhaltsverzeichnis

1 Einführung

Bei den wenigsten Patienten findet man die Ursache für ihre Rückenschmerzen – hat man sie jedoch gefunden, dann ist sie meist schwerwiegend (Hartvigsen et al., 2018).

Fallbeispiel

Barbara

Es ist Freitagnachmittag, 16.00 Uhr. Sie arbeiten in einer Spezialpraxis für Wirbelsäulenpatienten.
Ihre nächste Patientin heißt Barbara. Sie ist 62 Jahre alt und leidet seit 18 Monaten unter lumbalem Rückenschmerz (Low Back Pain; LBP) mit Symptomen in beiden Beinen. Barbara wurde von der örtlichen physiotherapeutischen Praxis an Sie überwiesen. Vor acht Monaten war sie bei einem Neurologen, der eine Magnetresonanztomografie (MRT) der Lendenwirbelsäule anordnete. Es wurden lediglich degenerative Veränderungen ohne neurologische Auffälligkeiten festgestellt. Der Neurologe überwies Barbara zu einem Physiotherapeuten. Die Rückenschmerzen und Schmerzen in beiden Beinen wurden langsam aber kontinuierlich stärker, in den letzten beiden Monaten jedoch trat eine deutliche Verschlechterung ein. Barbara klagt jetzt über stärker werdende Hüftschmerzen sowie Schmerzen und Parästhesien in beiden Beinen. Sie berichtet zudem von extra-segmentalen Taubheitsgefühlen in beiden Beinen, die sowohl die Vorder- als auch die Rückseiten der Beine bis zu den Knöcheln betreffen. Außerdem verspürt sie ein Kribbeln in beiden Füßen, zwar nicht permanent, besonders ausgeprägt jedoch morgens. Die Patientin berichtet, dass sie seit Kurzem immer wieder stolpert und beinahe stürzt, weil sie kein Gefühl in den Beinen hat. Sie fühlt sich unsicher und klagt über fehlendes Gleichgewicht.
Barbara erwähnt, dass sie seit vier Wochen Probleme mit der Kontrolle ihrer Blase hat und regelmäßig kleine Mengen Urin verliert. Sie spürt allerdings, wenn die Blase entleert ist, und auch das Gefühl, wenn sie sich nach dem Toilettengang abwischt, ist normal. Die Schmerzen am Morgen gibt sie mit 7/10 auf der numerischen Schmerzskala an, im Laufe des Tages jedoch verstärkt sich der Schmerz auf 10/10 auf der Skala. Barbara berichtet, sie habe in den vergangenen 18 Monaten neun Kilogramm abgenommen. Dieser unerklärliche Gewichtsverlust habe sich nun aber stabilisiert. Tatsächlich hat sie innerhalb von 18 Monaten insgesamt etwa 10 %

ihres Körpergewichts verloren. Bei ihrem ersten Besuch in der Praxis braucht Barbara Morphin, um die Symptome ausreichend zu kontrollieren. Aufgrund der starken Schmerzen schläft sie sehr schlecht. Und wenn sie sich nachts im Bett drehen will, fühlt sie sich wegen der damit verbundenen Schmerzen in der jeweiligen Position oft wie gefangen.
Während der Untersuchung ist der unsichere Stand sehr auffällig. Barbara steht breitbeinig, hat aber einen ziemlich guten Bewegungsradius. Objektiv betrachtet gibt es keine neurologischen Auffälligkeiten, die Reflexe sind normal und das Abtasten des Bauchraums unauffällig. Folgende Medikamente nimmt Barbara ein: zweimal täglich Morphin; dreimal täglich Ibuprofen; dreimal täglich Paracetamol; dreimal täglich Pregabalin.

Medizinische Vorgeschichte

Bei Barbara wurde die Halswirbelsäule versteift. Die Operation erfolgte vor elf Jahren nach einem Bandscheibenvorfall in Höhe C6/C7 mit einer C7-Wurzelkompression, was Schmerzen und eine Schwächung des linken Arms zur Folge hatte. Durch die Operation konnte eine vollständige Genesung erzielt werden. Barbara raucht seit 40 Jahren 10 Zigaretten pro Tag, sie trinkt nur kleine Mengen Alkohol, in ihrer Krankengeschichte finden sich keine Hinweise auf Tuberkulose oder eine Krebserkrankung.

- Welche differenzialdiagnostischen Möglichkeiten gibt es?
- Welche Untersuchungen werden Sie zu welchem Zeitpunkt in die Wege leiten?

Der Fall Barbara ist nicht erfunden, außer dem Namen entspricht alles der Wahrheit. Barbaras Fall zeigt, mit welch komplexen Wirbelsäulenerkrankungen Therapeuten in ihrer täglichen Praxis konfrontiert werden können. Wir werden an anderer Stelle noch mehr über Barbara erfahren. Mit dieser Einführung begeben wir uns auf eine Reise durch die Welt der Rückenschmerzen und schweren Wirbelsäulenerkrankungen, denen wir uns als Physiotherapeuten und Kämpfer an vorderster Front immer wieder neu stellen müssen – in einer Welt, die sich im permanenten Wandel befindet und mit Menschen, die immer älter werden.

1.1 Rückenschmerzen – ein großes Problem

Lumbaler Rückenschmerz (LBP) ist ein weltweit verbreitetes Leiden, das sowohl Männer als auch Frauen in gleichem Maße betrifft. Im Jahr 2016 waren Rückenschmerzen weltweit die Hauptursache für Lebensjahre, die mit gesundheitlichen Einschränkungen durch eine Krankheit oder Behinderung verlebt wurden (*years lived with disabilities (YLD)*) und trugen zu

unglaublichen 57,6 Mio. YLD in 195 Ländern bei (1990–2016). Bei den Männern war lumbaler Rückschmerz in 133 von 195 Ländern ursächlich für die höchsten altersstandardisierten YLD-Raten. Betroffen waren alle einkommensstarken Länder, Mittel- und Osteuropa, Zentralasien, Anden- und tropisches Lateinamerika, östliches und zentrales Subsahara-Afrika, fast alle Länder Südostasiens, Nordafrika und Naher Osten sowie das westliche Subsahara-Afrika. Bei den Frauen wiederum sorgte diese Art von Rückenschmerz in 104 von 195 Ländern für die höchsten altersstandardisierten YLD-Raten. Betroffen waren auch hier fast alle einkommensstarken Länder, Mitteleuropa, Osteuropa, Nordafrika, Naher Osten sowie Anden- und tropisches Lateinamerika (GDB 2016 Disease and Injury Incidence and Prevalence Collaborators, 2017).
Menschen mit körperlich belastenden Berufen, mit physischen und psychischen Begleiterkrankungen, Raucher und stark Übergewichtige leiden häufiger unter Rückenschmerzen als ihre Mitmenschen (Hartvigsen et al., 2018). In den meisten Fällen sind keine spezifischen Ursachen erkennbar. Nur bei wenigen Patienten findet sich eine eindeutige pathologische Ursache wie z. B. eine Fraktur, eine Krebserkrankung oder eine Infektion (Hartvigsen et al., 2018). Glücklicherweise sind schwere Erkrankungen der Wirbelsäule sehr selten (ca. 1 % aller Rückenbeschwerden; CSAG, 1994). Henschke et al. (2009) berichten in Australien von 1.172 Rückenschmerzpatienten in der Primärversorgung, deren Beschwerden sich innerhalb von weniger als zwei Wochen zurückbildeten. Bei nur 0,9 % dieser Patienten war eine spezifische, schwerwiegende Ursache erkennbar. Die Diagnose einer schweren Erkrankung der Wirbelsäule wird oft mit der Suche nach der berühmten „Nadel im Heuhaufen“ verglichen. Der Heuhaufen jedoch kann ziemlich groß sein, und möglicherweise findet man mehrere „Nadeln“ unterschiedlichster Art! Physiotherapeuten, die im Gesundheitswesen an vorderster Front arbeiten, können einen wichtigen Beitrag zum frühzeitigen Erkennen solcher Beeinträchtigungen leisten und dadurch die Prognose für Patienten mit schwerwiegenden Wirbelsäulenerkrankungen erheblich verbessern. 80 % aller Menschen mit lumbalen Rückenschmerzen zeigen mindestens ein Warnsignal („Red Flag“), auch wenn am Ende weniger als 1 % der Betroffenen tastsächlich schwer erkrankt ist (Hartvigsen et al., 2018). In diesem Zusammenhang sei angemerkt, dass 163 verschiedene Warnsignale als Red Flags gewertet werden können: 119 dieser Signale finden sich in der Krankengeschichte und 44 offenbaren sich im Rahmen der körperlichen Untersuchung (*Chartered Society of Physiotherapy (CSP)*, 2007). Einzelne, isoliert betrachtete Red Flags sind deshalb nicht besonders aufschlussreich. In Kombination jedoch sind sie für den klinischen Beurteilungsprozess ungleich hilfreicher, weil sie sich kontinuierlich weiterentwickeln und somit den Wert des „watchful waiting“, also des abwartenden Beobachtens im Rahmen der Behandlung von Rückenschmerzen, unterstreichen.
Ein neues Buch über Red Flags zu schreiben war nicht leicht – vor allem die Entscheidung, was aufgenommen und was weggelassen werden soll,

war für uns eine große Herausforderung. Dies umso mehr, als sich seit dem Erscheinen unseres ersten Buches vor mehr als zehn Jahren sehr viel verändert hat. Dieses Buch widmet sich insbesondere zwei spezifischen Notfallsituationen, die sofortiges Handeln erfordern, und einem pathologischen Befund, bei dem es frühzeitig geeignete Maßnahmen zu ergreifen gilt. Derzeit besteht auf internationaler Ebene noch kein Konsens darüber, welche Red Flags bei der Identifizierung von schweren Wirbelsäulenerkrankungen nützlich sein oder wie sie im klinischen Umfeld genutzt werden könnten (Verhagen et al., 2016). Im Jahr 2016 erklärten die Mitgliedsverbände der *International Federation of Orthopaedic Manipulative Physical Therapists (IFOMPT)*, einer Untergruppe des *Weltverbands für Physiotherapie (WCPT)*, dass weitergehende intensive Forschung auf dem Gebiet der Red Flags nötig sei, um deren diagnostische Genauigkeit besser beurteilen zu können. Dies gilt insbesondere für folgende schwere Erkrankungen:

1. Wirbelkörperfrakturen
2. Maligne Erkrankungen der Wirbelsäule
3. Infektion der Wirbelsäule
4. Cauda-Equina-Syndrom (CES)

Diese vier schwerwiegenden Schlüsselpathologien bilden den Schwerpunkt eines internationalen Regelwerks über Red Flags bei potenziell schweren Wirbelsäulenerkrankungen (Finucane et al., 2020).

Premkumar et al. (2018) bestätigten die Dominanz dieser vier Erkrankungen im Rahmen von Untersuchungen an 9.940 Patienten eines Spezialzentrums für Wirbelsäulenchirurgie in den USA. Dort sah man sich am häufigsten mit Wirbelsäulenfrakturen konfrontiert (5,6 %), gefolgt von Tumoren (1,6 %) und Infektionen der Wirbelsäule (1,2 %). Am seltensten präsentierten sich Patienten mit CES (0,4 %).

Vorliegendes Buch möchte Therapeuten dabei unterstützen, die beiden häufigsten muskuloskelettalen Notfälle (CES und die metastatisch bedingte Rückenmarkskompression (MBRK)) zu erkennen und korrekt damit umzugehen (also entweder selbst zu behandeln oder an Spezialisten weiter zu überweisen). Bei beiden Notfällen muss eventuell ein Krankenwagen alarmiert werden, damit der Patient sofort in einer entsprechenden chirurgischen Einrichtung/in einem Krankenhaus weiterbehandelt werden kann. In diesem Kontext kam uns übrigens auch die Idee für den englischen Titel unseres Buches *Red Flags and Blue Lights*. Im Rahmen unserer Arbeit im In- und Ausland haben wir die Erfahrung gemacht, dass CES und MBRK von größtem klinischen Interesse sind, zugleich aber auch viele Ängste hervorrufen.

Vielleicht überrascht es Sie, dass wir der Osteoporose ein ganzes Kapitel gewidmet haben. Hierbei handelt es sich um ein Krankheitsbild, auf das wir nur selten angesprochen werden, für das wir uns aber mehr Interesse wünschen würden. Osteoporose zählt zu den Themen, die von der IFOMPT-Untergruppe eingehender betrachtet werden sollten. Osteoporose hat einen wesentlichen Einfluss auf Morbidität und Mortalität, zählt aber dennoch zu den Krankheitsbildern, die ein „Aschenputtel-Dasein" führen und als weniger schwerwiegend als eine Infektion der Wirbelsäule oder andere entzündliche Erkrankungen eingestuft werden. Osteoporose wird erst dann interessant, wenn eine Ermüdungsfraktur aufgetreten ist und eine sofortige Behandlung erforderlich wird. Wirbelsäulenfrakturen, die durch eine verminderte Belastungsfähigkeit des Knochens hervorgerufen werden (Fragilitätsfrakturen), sind die in der Primärversorgung am häufigsten auftretenden schweren Wirbelsäulenerkrankungen. Hier würden wir das Gesundheitswesen gerne stärker einbeziehen – ganz nach dem Motto „jeder Kontakt zählt" (▶ Kap. 4). Eine frühzeitige Prävention wird in Zukunft hoffentlich dazu führen, dass weniger Patienten als Notfälle versorgt werden müssen, wenn z. B. ein verschobener, gebrochener Wirbelkörper ein CES oder eine Rückenmarkskompression verursacht!

Ebenfalls ein eigenes Kapitel haben wir der Kommunikation gewidmet. Sie ist die Basis jedweder klinischen Aktivität, besonders wichtig jedoch im Umgang mit schweren Wirbelsäulenerkrankungen. In diesem Kapitel finden Sie Anleitungen zur guten Gesprächsführung mit Patienten, deren Angehörigen und Betreuern, und Sie lernen Strategien zum Überbringen schlechter Nachrichten kennen – eine Fähigkeit, die man bei der Arbeit an vorderster Front dringend benötigt.

Aufgrund seines beschränkten Umfangs kann vorliegendes Buch nicht alle Notfälle behandeln, die für starke Wirbelsäulenschmerzen ursächlich sein können – z. B. Infektionen, ein abdominales Aortenaneurysma (AAA) oder entzündliche Ursachen wie z. B. Morbus Bechterew. Deshalb verweisen wir dringend auf weiterführende Literatur. Zudem ist es uns nicht möglich, auf alle schweren Erkrankungen einzugehen, die letztlich zu einer Kompression des Rückenmarks oder zum Cauda-Equina-Syndrom führen können. Wir wollen uns in diesem Kontext auf zwei Notfälle konzentrieren: die metastatisch bedingte Rückenmarkskompression (MBRK) und das Cauda-Equina-Syndrom (CES). Gerade wenn Sie als *First Contact Practitioner (FCP)* oder in einer Schnittstellenfunktion tätig sind, sollten Sie Fachliteratur zu Erkrankungen des Bewegungsapparates konsultieren. In Großbritannien[1] entspricht die Rolle des *First Contact Practitioner* der eines Allgemeinmediziners in der Primärversorgung. Denken Sie zum Beispiel an einen Patienten, der mit Schmerzen (möglicherweise vom Herzen ausstrahlend) in der linken oder in der rechten Schulter (möglicherweise ein ausstrahlender Schmerz von der Leber oder bei Gallensteinen) zu Ihnen kommt – hier ist die Differenzialdiagnose sehr wichtig.

Viele Situationen, die wir in diesem Buch nicht adressieren, könnten ein Notfall sein und eine entsprechende sofortige Reaktion erfordern. Ein ab-

[1] Anm. der Redaktion: Wenn im Folgenden von „Großbritannien" die Rede ist, dann ist eigentlich das Vereinigte Königreich, also die Union aus England, Wales, Schottland und Nordirland gemeint, im allgemeinen Sprachgebrauch jedoch schlicht als Großbritannien oder England bezeichnet.

dominales Aortenaneurysma (AAA) zum Beispiel ist ein solcher Notfall, der als „vergessene Red Flag“ gilt.

ABDOMINALES AORTENANEURYSMA (AAA) (NHS CHOICES, 2017)

Symptome:

- Pulsierendes Gefühl im Abdomen
- Bauch- und/oder Rückenschmerzen, die nicht vergehen
- Bei einem Riss können plötzliche starke Bauch- und Rückenschmerzen auftreten
- Schwindel
- Schwitzen und Blässe
- Schneller Herzschlag und Kurzatmigkeit
- Bewusstlosigkeit oder Ohnmacht

Risikogruppe:

- Männer > 65 Jahre
- Raucher (aktuell oder ehemalig) (fünfzehnfach erhöhtes Risiko)
- Bluthochdruck (zweifach erhöhtes Risiko)
- Genetische Veranlagung, insbesondere, wenn Verwandte ersten Grades betroffen sind (vierfach erhöhtes Risiko)
- Zugehörigkeit zur kaukasischen Rasse

Empfehlungen zur Risikominimierung:

- Mit dem Rauchen aufhören
- Gesunde Ernährung
- Regelmäßiges körperliches Training
- Normalgewicht halten
- Geringer Alkoholkonsum

Auch wenn wir hier nicht näher auf das AAA eingehen, so dürfen wir es trotzdem nicht vergessen. Jeder Behandler muss es erkennen können. Ein intensives Studium entsprechender Fachliteratur ist unerlässlich. Im Jahr 2013 war das AAA in den USA die fünfzehnthäufigste Todesursache bei Erwachsenen im Alter zwischen 60 und 64 Jahren; angesichts einer immer älter werdenden Bevölkerung mit vermutlich steigender Tendenz (Tsuchie et al., 2013). Als Therapeuten an vorderster Front müssen wir beurteilen können, welche Patienten dringend einer medizinischen Abklärung bedürfen und entsprechend handeln. Ein AAA ist eine atypische Erweiterung der Bauchaorta auf einen Durchmesser von mehr als 3 cm. Das AAA ist meist beschwerdefrei und kann bei zu später Diagnose tödlich enden. In den meisten Fällen sind arteriosklerotische Veränderungen ursächlich, 10 % sind auf einen Entzündungsprozess der Blutgefäßwand zurückzuführen. Rückenschmerzen zählen zu den Symptomen, und viele AAA-Patienten leiden tatsächlich unter chronischen Rückenschmerzen

(Tsuchie et al., 2013). In Großbritannien besteht für Männer ab 65 Jahren die Möglichkeit einer Ultraschall-Vorsorgeuntersuchung. In England und Wales versterben jedes Jahr 6.000 Menschen an der Ruptur eines AAA. Besteht bei einem Patienten der Verdacht auf ein ruptierendes AAA, ist schnelles Handeln entscheidend (NHS Choices, 2017).
Wie bereits an anderer Stelle erwähnt, ist der lumbale Rückenschmerz weltweit die Hauptursache für Lebensjahre, die mit gesundheitlichen Einschränkungen durch eine Krankheit oder Behinderung verlebt wurden (YLD). Diese „Epidemie" belastet die Ressourcen des Gesundheitswesens immens. In vielen Ländern wurde das Gesundheitssystem grundlegend modernisiert, um den finanziellen und demografischen Herausforderungen gerecht werden zu können. In manchen Ländern erhielten die nicht-medizinischen Berufsgruppen einen neuen Stellenwert. Ziel ist es, die Arbeitskraft zu flexibilisieren, damit unterschiedliche Fachkräfte in der Lage sind, die traditionellen Aufgaben des jeweils anderen zu übernehmen. So hat beispielsweise in Großbritannien der *National Health Service (NHS)* eine Vielzahl neuer Rollen geschaffen, darunter Therapeuten mit erweiterten Aufgabengebieten (McPherson et al., 2006) sowie *First Contact Practitioner* (Salmon et al., 2017). Natürlich werden traditionelle Ansätze der Physiotherapie durch viele der auf internationaler Ebene umgesetzten Reformen vor große Herausforderungen gestellt (Nicholls & Larmer, 2005). Bereits 2009 schrieben Nicholls et al., dass die Gesundheitsvorsorge nicht nur in Neuseeland, sondern weltweit mit riesigen Problemen zu kämpfen hat – mit einer alternden Bevölkerung, mit einer steigenden Zahl chronischer Erkrankungen und mit einer Patientenversorgung mit immer weniger Personal (Nicholls et al., 2009). In Großbritannien arbeiten Physiotherapeuten aufgrund dieser Entwicklungen zunehmend autonom und übernehmen neue und erweiterte Aufgaben in vielen Bereichen der Primärversorgung im öffentlichen und privaten Gesundheitssektor. Folglich hat sich auch die physiotherapeutische Arbeit stark verändert. So behandeln Physiotherapeuten heute viel mehr Patienten in viel früheren Phasen eines Krankheitsprozesses, oft auch ohne vorherige ärztliche Untersuchung. Dies bringt spannende neue berufliche Herausforderungen mit sich, erhöht aber auch die Verantwortung und das Risiko, insbesondere im Hinblick auf das rechtzeitige Erkennen und die angemessene Behandlung schwerwiegender Erkrankungen der Wirbelsäule. So berichteten Levack et al. (2002), dass 23 % ihrer Patienten mit metastatisch bedingter Rückenmarkskompression zuallererst über lumbale Rückenschmerzen klagten. Die Autoren betonten, dass bei den meisten Patienten die Symptome „aus heiterem Himmel" einsetzten und sie urplötzlich mit einem onkologischen Notfall konfrontiert waren. Patienten mit solch schwerwiegenden Wirbelsäulenerkrankungen gehen in den meisten Fällen innerhalb von drei Wochen nach Auftreten der Symptome zunächst zu einem Therapeuten der Primärversorgung (Levack et al., 2002). Es ist daher unerlässlich, dass diese Praktiker, egal ob sie im öffentlichen oder privaten Sektor tätig sind, auf eine solche Situation vor-

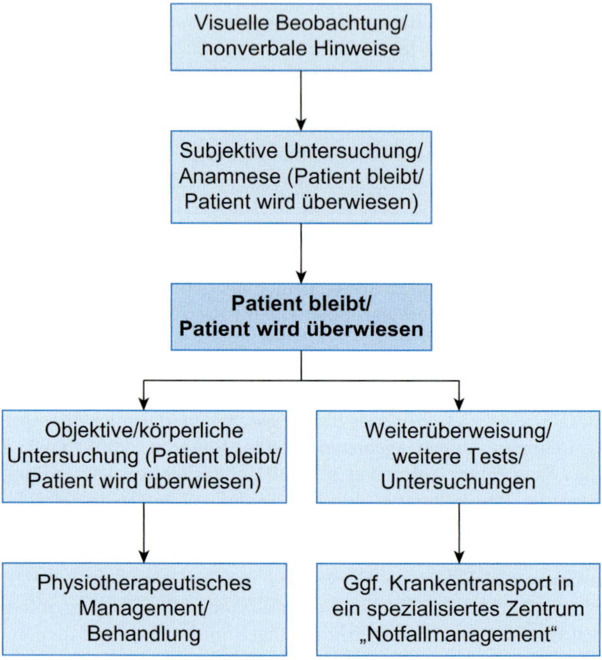

Abb. 1.1 Nach der Erstuntersuchung: Weiterbehandeln oder überweisen? (adaptiert nach Boissonault und Umphred, 2013) [P829/L231]

bereitet sind. Sie müssen in der Lage sein, die richtigen Fragen zu stellen, den Patienten zu informieren und korrekte Entscheidungen hinsichtlich der Weiterbehandlung oder einer Überweisung zu treffen bzw. falls erforderlich weitere Untersuchungen einzuleiten (▶ Abb. 1.1).

1.2 Eine schnell alternde Bevölkerung

Weltweit wird die Bevölkerung immer älter; zum ersten Mal in der Geschichte können die meisten Menschen damit rechnen, ein Alter von mindestens 60 Jahren zu erreichen (Weltgesundheitsorganisation (WHO), 2015). In Großbritannien sind aktuell 15,3 Millionen Menschen 60 Jahre oder älter; bis 2030 wird die 20-Millionen-Marke überschritten werden, und bis zum Jahr 2040 wird fast jeder vierte Einwohner 65 Jahre oder älter sein. Ähnliche Entwicklungen erwartet man bei den höheren Altersstufen; derzeit sind 1,6 Millionen Menschen 85 Jahre alt und älter, in den kommenden 23 Jahren wird sich diese Zahl mit über 3,4 Millionen mehr als verdoppeln. Fast jeder fünfte Einwohner Großbritanniens wird seinen

100. Geburtstag erleben (Age UK, 2018). Leider sind ältere Menschen trotz des medizinischen Fortschritts, trotz eines besseren Gesundheitssystems und trotz besserer Hygiene in ihren letzten Lebensjahren nicht gesünder als es ihre Eltern waren. Die steigende Zahl älterer Menschen dürfte die globalen Gesundheits- und Sozialsysteme stark belasten. Mit ausschlaggebend ist das hohe Tempo, in dem die Alterspyramide wächst, und in der Folge stehen alle Länder vor ähnlichen Herausforderungen – alle müssen dafür sorgen, dass ihre Gesundheits- und Sozialsysteme auf diesen nie dagewesenen und schnellen demografischen Wandel vorbereitet sind (WHO, 2015). Die mit dem Altern verbundenen gesundheitlichen Veränderungen verlaufen weder linear noch einheitlich, und sie hängen nur bedingt mit dem tatsächlichen Alter einer Person zusammen. Während manche Siebzigjährige sehr gesund und aktiv sind, sind andere gebrechlich und extrem hilfsbedürftig.

Wenn Menschen älter werden, ist es wahrscheinlich, dass sie gleichzeitig unter mehreren gesundheitlichen Problemen leiden. Diese komplexen gesundheitlichen Zustände werden als geriatrische Syndrome bezeichnet und sind oft die Folge verschiedener Ursachen. Die ganzheitliche Betrachtung des älteren Patienten ist insofern wichtig, als das Altern nicht nur mit komplexen gesundheitlichen Zuständen verbunden ist, sondern auch mit einschneidenden Lebensveränderungen einhergeht, z. B. der Pensionierung, dem Umzug aus den eigenen vier Wänden in eine unter Umständen angemessenere Umgebung oder dem Tod von Freunden und Partnern (WHO, 2015).

Körperliche Aktivität ist mit zunehmendem Alter sehr wichtig, da sie sich positiv auf Gesundheit und Lebensstil auswirken kann. Wer körperlich aktiv ist, reduziert sein Risiko für verschiedenste Erkrankungen:

- Diabetes Typ II um 40 %
- Herz-Kreislauf-Erkrankungen um 35 %
- Stürze, Depressionen und Demenz um 30 %
- Gelenk- und Rückenschmerzen um 25 %
- Krebserkrankungen (Dickdarm und Brust) um 20 %

(UK Chief Medical Officers' Guidelines, 2011)

Altern und Krebs

Krebs betrifft in erster Linie ältere Menschen, denn bei den meisten Krebsarten steigt die Anzahl der Neuerkrankungen mit zunehmendem Alter. Mehr als ein Drittel aller Krebserkrankungen (36 % in Großbritannien in den Jahren 2013–2015) werden bei über 75-Jährigen diagnostiziert (Cancer Research UK, 2015). Von den mehr als 200 Krebsarten betreffen die folgenden vier über die Hälfte (53 %) aller Neuerkrankungen in Großbritannien (Cancer Research UK, 2015):

- Brustkrebs
- Lungenkrebs
- Prostatakrebs
- Darmkrebs

Bei einigen spezifischen Krebsarten besteht ein eindeutiger Zusammenhang zwischen zunehmendem Alter und dem Auftreten der Erkrankung, so z. B. bei Lungenkrebs und dem Myelom. Die Zahl dieser Krebserkrankungen steigt in der Altersgruppe der 40- bis 49-Jährigen und nimmt in der Altersgruppe der 50- bis 59-Jährigen deutlich zu. Im Alter zwischen 60 und 69 Jahren ist ein noch dramatischerer Anstieg zu verzeichnen.
Auch Brust- und Prostatakrebs treten häufiger in der Altersgruppe der über 65-Jährigen auf. 70 % aller krebsbedingten Todesfälle betreffen Menschen über 65 Jahre.

Altern und Osteoporose

Osteoporose gilt weltweit als großes Gesundheitsproblem. Bei dieser Erkrankung kommt es zu einer zunehmenden Abnahme der Knochendichte. Betroffen sind vor allem Menschen ab dem 50. Lebensjahr. Mehr als 80 % aller Frakturen bei Frauen über 50 Jahre sind auf Osteoporose zurückzuführen (Osteoporosis Canada, 2018). Osteoporosebedingte Frakturen treten häufiger als Herzinfarkt, Schlaganfall und Brustkrebs zusammen auf (Osteoporosis Canada, 2018). Mindestens eine von drei Frauen und einer von fünf Männern erleidet im Laufe des Lebens eine osteoporotische Fraktur (Osteoporose Canada, 2018). Hüft- und Wirbelbrüche stehen in Zusammenhang mit reduzierter Lebenserwartung und sind mit erheblicher Morbidität verbunden. In der Europäischen Union traten im Jahr 2000 schätzungsweise 23,7 Millionen Wirbelfrakturen auf. Mit zunehmendem Alter der Bevölkerung wird sich diese Zahl bis zum Jahr 2050 auf ca. 37,3 Millionen erhöhen (Europäische Kommission, 2004). Jedoch gilt es zu berücksichtigen, dass trotz 40.000 Wirbelbrüchen, die jedes Jahr bei britischen Frauen nach der Menopause auftreten, nur ein Drittel der Betroffenen Symptome entwickelt (National Osteoporosis Society, 1993). Osteoporose wird meist mit Frauen in Verbindung gebracht. Angesichts einer immer älter werdenden Bevölkerung werden aber auch zunehmend Männer betroffen sein.

Fazit

Die in den beiden vorangegangenen Abschnitten vorgestellten Morbiditäts- und Mortalitätsstatistiken sind angesichts der demografischen Daten zur alternden Bevölkerung von großer Bedeutung: Wie bereits an anderer Stelle erwähnt, wird bis zum Jahr 2040 fast jeder vierte Einwohner Großbritanniens 65 Jahre oder älter sein; folglich werden auch schwere Wirbelsäulenerkrankungen häufiger auftreten. Betrachten wir dies vor dem Hintergrund eines sich wandelnden physiotherapeutischen Umfelds, so bedeutet das, dass Physiotherapeuten Patienten heute in viel früheren Stadien einer Erkrankung behandeln, oft auch ohne vorherige ärztliche Konsultation. Physiotherapeuten werden künftig zunehmend Patienten mit Krebserkrankungen behandeln, die die Diagnose „Krebs“ gerade erst erhalten haben. Ermüdungsfrakturen der Wirbelkörper sowohl bei Männern als auch bei Frauen werden immer häufiger auftreten. Aus diesem Grund ist das Erkennen von Red Flags bei der physiotherapeutischen Untersuchung, vor allem bei älteren Patienten, von besonderer Bedeutung. Auch wenn aktuell nur bei einem sehr kleinen Prozentsatz aller Patienten schwere Erkrankungen auftreten, dürfte sich dies angesichts einer wachsenden und schnell alternden Bevölkerung bald ändern.

1.3 Veränderte Krankheitsbilder

Eine weitere Herausforderung in der physiotherapeutischen Praxis ist der sich wandelnde Gesundheitszustand der Bevölkerung. Als wir Anfang der 1980er Jahre unsere physiotherapeutische Ausbildung begannen, waren HIV bzw. AIDS gerade erst entdeckt worden und hatten bis dahin in Großbritannien noch kein Menschenleben gefordert. Tuberkulose beispielsweise war eine Erkrankung, die wir nur aus dem Lehrbuch kannten. Nie hätten wir geglaubt, mit ihr in der Praxis konfrontiert zu werden; damals galt diese Erkrankung dank wachsendem Wohlstand und wirksamen Medikamenten als ausgerottet. Dann aber kam die AIDS-Pandemie und die Entstehung arzneimittelresistenter Bakterienstämme führte dazu, dass Tuberkulose weltweit wieder zu einer ernsthaften Bedrohung wurde (WHO, 2018). Heute ist Tuberkulose ein großes Gesundheitsproblem. Weltweit zählt sie zu den zehn häufigsten Todesursachen. Aktuell sind über 25 % der Weltbevölkerung infiziert (WHO, 2018). Studenten, die heute ihre Ausbildung absolvieren, werden mit gesundheitlichen Herausforderungen konfrontiert, von denen wir wahrscheinlich nie etwas gehört haben oder die es derzeit nicht gibt. Wie viele Physiotherapeuten in Großbritannien haben 2013 zum Beispiel von Ebola gehört?

Schmerzerfahrung/Schmerzmodulation: Die Kunst, schwere Erkrankungen im Prodromalstadium zu erkennen

Jetzt spürst du es, jetzt nicht!
Tumorschmerzen sind ein komplexes Phänomen. Sie werden durch eine Kombination verschiedener entzündlicher, neuropathischer und ischämischer Mechanismen verursacht (Falk et al., 2014). Schmerzen entstehen durch Zerstörung oder Kompression von Strukturen wie Knochen, Nerven oder Weichteilen. Oft sind verschiedene nozizeptive und neuropathische Mechanismen beteiligt. Darüber hinaus beeinflusst das subjektive Erleben die Schmerzwahrnehmung entscheidend. Die *International Association for the Study of Pain (IASP)* definiert Schmerz als

„ein unangenehmes Sinnes- oder Gefühlserlebnis, das mit tatsächlicher oder potenzieller Gewebeschädigung verknüpft ist oder im Hinblick auf eine solche beschrieben wird."

(Merskey & Bogduk, 1994)

Die resultierende Schmerzerfahrung wird also durch kognitive und emotionale Reize sowie periphere und zentrale Sensibilisierung bestimmt und durch fazilitatorische und inhibitorische zentrale Mechanismen modifiziert. Knochenschmerzen sind die häufigste anatomische Ursache für Schmerzen im Zusammenhang mit Tumorerkrankungen. Etwa die Hälfte aller Patienten mit Krebserkrankungen klagt zum Zeitpunkt der Diagnose über Schmerzen. Neben der Kompression und/oder Zerstörung von Geweben können von den Krebszellen freigesetzte chemische Stoffe eine entzündliche Reaktion hervorrufen, die die Schmerzerfahrung verstärkt (Bennett, 2014). Zu diesen chemischen Faktoren gehören

- neuronale Wachstumsfaktoren,
- Zytokine, z. B. Tumornekrosefaktor (TNF),
- Interleukine,
- Chemokine,
- Prostanoide und
- Endotheline.

(Bennett, 2014)

Es ist bekannt, dass in der Prodromalphase schwerer Wirbelsäulenerkrankungen Schmerzen fluktuieren und sogar kommen und gehen können; eine eindeutige Früherkennung ist oft nicht möglich, weil sich der Schmerz als einfacher, mechanischer Rückenschmerz tarnt. In unserer klinischen Praxis konnten wir dies bei vielen Patienten im frühen Krankheitsstadium beobachten.

Die Prodromalphase

Gould (2006) berichtet im Zusammenhang mit Krebs von drei unterschiedlichen klinischen Phasen:

- Subklinische Phase – pathologische Veränderungen, aber keine Anzeichen und Symptome
- Prodromalphase – vage, unspezifische Symptome und, wenn überhaupt, wenige Anzeichen
- Klinische Phase – deutliche Anzeichen und Symptome

Diese Schmerzschwankungen sind sehr wichtige, manchmal aber auch irreführende Beobachtungen, die Physiotherapeuten während der muskuloskelettalen Arbeit machen. Manche Patienten sehen sich selbst nicht als typische „Rückenschmerzpatienten“, für andere wiederum sind Rückenschmerzen ganz normal. Beide Patientengruppen müssen unbedingt auf Red Flags untersucht werden, und zwar über einen längeren Zeitraum hinweg und bei jedem Besuch erneut. Unser Fallbeispiel „Rose“ verdeutlicht, wie komplex sich Schmerz bei schweren Erkrankungen der Wirbelsäule darstellen kann.

Fallbeispiel

Rose

Rose war 58 Jahre alt, als sie mit Rückenschmerzen und noch nicht diagnostizierten Wirbelsäulenmetastasen in eine orthopädische Klinik kam. Sie litt seit 42 Jahren unter chronischem lumbalem Rückenschmerz. In den letzten 10 Jahren waren die Rückenschmerzen immer wieder stark ausgeprägt. Ein Hebetrauma am Arbeitsplatz hatte in den vergangenen 12 Monaten zu einer deutlichen Zustandsverschlechterung geführt. Vor fünf Jahren litt Rose unter Brustkrebs, der „erfolgreich" behandelt wurde. Bei ihrer ersten Untersuchung schien es so, als habe ihr Rückenschmerz eine mechanische Ursache. Die körperliche Untersuchung offenbarte keine neurologischen Symptome und keine weiteren besorgniserregenden Hinweise, auch litt die Patientin nicht unter Beinschmerzen. Da Rose in ihrer Krankheitsgeschichte nur zwei Red Flags aufwies (Alter und Brustkrebs in der Vorgeschichte), beschloss der Therapeut, Rose eine Weile genau zu beobachten und entschied sich für einen behutsamen konservativen Therapieansatz. Rose spürte schon bald eine deutliche Zustandsverbesserung und freute sich über die beachtlichen Fortschritte. Sie sagte sogar, dass sie sich in den vergangenen 42 Jahren noch nie so gut gefühlt habe! Leider war dieser Zustand nicht von Dauer und schon bald verschlechterte er sich wieder. Dank der Beobachtungen des Therapeuten war eine schnelle weitere Abklärung, Weiterüberweisung und schließlich sogar die Diagnose der Metastasen möglich. Rätselhaft war, warum und wie sie auf einen konservativen Therapieansatz so gut reagieren konnte. Tatsächlich jedoch ist dies nicht ungewöhnlich und wird oft beobachtet: Patienten mit Wirbelsäulenmetastasen erfahren durch sanfte manuelle Therapie, einfache Analgetika oder durch einfache Übungen häufig eine Zustandsverbesserung.

Nijs et al. (2015) beschreiben als einen denkbaren Mechanismus der Schmerzmodulation die „Hirnorchestrierung" (*brain orchestration*), die möglicherweise erklärt, warum Patienten in frühen Stadien einer schweren Erkrankung von einer Verbesserung durch physiotherapeutische Interventionen berichten. Die Stimulation von Nozizeptoren führt zu Aktionspotenzialen, die entlang zweier primärer sensorischer Nerventypen, nämlich A-delta- und C-Fasern, transportiert werden. A-delta-Fasern sind myelinisiert, schnell leitend und vermitteln einen scharfen und gut lokalisierbaren Schmerz. C-Fasern hingegen sind nicht myelinisiert, leiten langsamer und vermitteln dumpfe, großflächige und schlecht einzugrenzende Schmerzen. Die sensorische Information wird entlang dieser primären sensorischen Nervenbahnen über das Hinterhorn des Rückenmarks in das zentrale Nervensystem übertragen, wo über Synapsen

sekundäre sensorische Nervenbahnen aktiviert und Schmerzimpulse an das Gehirn gesendet werden können. Diese Synapsen werden jedoch von lokalen, absteigenden Neuronen kontrolliert und moduliert. Diese „Hirnorchestrierung" kann sehr effektiv sein. Sie kann die Anzahl der Schmerzsignale, die das Gehirn erreichen, teilweise oder sogar ganz reduzieren, sodass keine Schmerzen wahrgenommen werden. Auch wenn die Synapsen nicht moduliert werden und die sekundären Nervenbahnen Informationen an das Gehirn weiterleiten, werden diese Aktionspotenziale nur dann als Schmerz registriert, wenn das Gehirn diese Signale als Bedrohung wahrnimmt. Nur dann kommt es zu einem Schmerzerlebnis. Diese Dämpfung der Schmerzsignale liegt genau am anderen Ende des Schmerzspektrums chronischer Schmerzpatienten. Beide Situationen stellen die muskuloskelettale Physiotherapie vor große Herausforderungen.
Physikalische Stressoren können nach Nijs et al. (2015) zu einer Schmerzhemmung, also zu endogener Analgesie führen. Bewegung ist ein solcher physikalischer Stressor. Rose zum Beispiel verordnete man ein einfaches Gehtraining und Übungen zur Verbesserung der Rumpfstabilität. Dies könnte ihre deutliche Zustandsverbesserung erklären. Auch manuelle Gelenkmobilisierung kann die absteigende Schmerzhemmung aktivieren und eine Schmerzreduktion bewirken (Nijs et al., 2015).

Fallbeispiel

Sheila

Die 57 Jahre alte Lehrerin Sheila beispielsweise litt vier Wochen lang unter Rückenschmerzen und unterzog sich daraufhin einer sechswöchigen manuellen Therapie. Dann fand man Wirbelsäulenmetastasen, ohne jemals zuvor eine Krebserkrankung diagnostiziert zu haben. Später fand sich noch ein Mammakarzinom. Zu Behandlungsbeginn war der Therapeut sicher, dass bei Sheila ein „einfaches" Rückenproblem mit mechanischer Ursache vorlag, da als einzige Red Flag ihr Alter in Betracht kam. Auffallend war, dass Sheila unmittelbar nach jeder manuellen Therapieeinheit weniger Schmerzen hatte und die Beweglichkeit deutlich verbessert war. Leider war dieser Zustand nur von kurzer Dauer, denn nach und nach entwickelten sich weitere Red Flags.

Man kann nicht oft genug wiederholen, wie wichtig es ist, Red Flags regelmäßig und immer wieder zu prüfen. Gerade Physiotherapeuten sind aufgrund ihrer besonderen Stellung prädestiniert und können zur Früherkennung schwerer Erkrankungen beitragen, was wiederum entscheidend für den Krankheitsverlauf sein kann (Patchell et al. 2005).
Im Schmerzmodell nach Melzack (1990) spielt die Amygdala eine wichtige Rolle bei der Schmerzmodulation und hat eine Schlüsselfunktion im Hinblick auf Emotionen und Schmerzgedächtnis. Bei der Amygdala handelt

es sich um eine tiefliegende Struktur im medialen Temporallappen des Gehirns. Dieser Bereich wird mit der Entstehung von Emotionen in Verbindung gebracht (Siegel & Sapru, 2015). Man muss wissen, dass die Amygdala durch positive Behandlungserwartungen beeinflusst werden kann und eng mit dem Placebo-Effekt verbunden ist (Nijs et al., 2015). Sheila hatte in der Vergangenheit bei Rückenschmerzen stets positiv auf manuelle Therapie reagiert. Und so erwartete sie auch diesmal wieder ein positives Behandlungsergebnis. Rose wiederum übernahm mit ihrem Training nicht nur die Kontrolle über ihre Situation und die Veränderung des Schmerzempfindens, sondern war zudem auch von den Fähigkeiten ihres Physiotherapeuten überzeugt. Es ist möglich, dass diese positive Erwartungshaltung auch zur Zustandsverbesserung beitrug.
Sehr interessant ist in diesem Zusammenhang das von Gifford (2014) beschriebene Modell des reifen Organismus („*mature organism model*"). Nach diesem Modell entnimmt das zentrale Nervensystem regelmäßig „Stichproben" aus seiner Umgebung und sendet diese zur Verarbeitung an das Gehirn. Das Gehirn beurteilt die eingehenden Informationen und legt fest, wie die Reaktion darauf sein soll. Entsprechende Reaktionen können z. B. verändertes Verhalten oder eine angepasste Physiologie hervorrufen. Könnte dies mit Blick auf die Evolution erklären, warum Schlaf und Appetit gestört sind, wenn sich eine schwere Erkrankung entwickelt? Guter Schlaf wird mit guter Regeneration und auch Heilung verbunden; daher sollten Patienten mit einer schweren Erkrankung eher mehr als weniger schlafen. Im Wachzustand aber kann sich der Körper auf das Überleben konzentrieren. Das Unvermögen auf dem Rücken zu liegen, das von Patienten mit schweren Wirbelsäulenerkrankungen beschrieben wird, könnte also evolutionstechnisch betrachtet als Vorbereitung auf die Flucht interpretiert werden.

Fallbeispiel

Margaret

Die 49 Jahre alte Margaret beispielsweise kam nach einem Verkehrsunfall wegen Schmerzen im Brustkorb in eine Spezialklinik für Wirbelsäulenerkrankungen. Die Patientin litt unter einem nicht diagnostizierten primären Mammakarzinom mit Wirbelsäulenmetastasen. Ihr half es sehr, nicht im Bett, sondern aufrecht im Stuhl sitzend zu schlafen (Greenhalgh & Selfe, 2004).

Ähnlich verhält es sich mit der Ernährung. Gute Ernährung bedingt Wachstum; könnte also der Verlust des Appetits eine primitive Reaktion des Körpers sein, um dem Fortschreiten maligner Erkrankungen durch Unterernährung zu begegnen? Ein interessanter evolutionstechnischer Ansatz, der möglicherweise aktuelle Sichtweisen bestätigt, warum Schlaf und Appetit signifikant gestört sein können.

1.4 „Safety netting"

Wir haben bereits an anderer Stelle darüber gesprochen, dass die prodromalen unspezifischen Symptome bei Patienten mit Krebserkrankungen für Therapeuten eine große Herausforderung darstellen – vor allem, wenn sich die Patienten in der Frühphase einer Erkrankung in der medizinischen Primärversorgung präsentieren. Die Suche nach der Ursache für Rückenschmerzen ist in diesem Zusammenhang extrem fordernd. Bei älteren Patienten kann sich die Suche durch das Zusammenspiel mehrerer und komplexer weiterer Erkrankungen noch schwieriger gestalten. Ein Vorteil des primären Gesundheitssystems in Großbritannien liegt in der Nachsorge der Patienten. Im Rahmen derer können Patienten über einen langen Zeitraum beobachtet („watchful waiting"; Cook et al., 2017) und weitere Untersuchungen angeordnet werden, wenn der Krankheitsverlauf Anlass zur Sorge gibt. Eines der diagnostischen Hilfsmittel, das im Rahmen der Beobachtungsphase genutzt wird, ist das sogenannte „safety netting". Darunter versteht man eine Konsultationstechnik, die eingesetzt wird, um im Bedarfsfall die rechtzeitige Re-Evaluation des Patientenzustands zu erleichtern (Bankhead et al., 2011).

„Safety netting" wurde in der bahnbrechenden Arbeit von Roger Neighbour (2004) eingeführt, der diese Technik als Schlüsselelement einer guten allgemeinmedizinischen Versorgung betrachtet. Neighbour glaubt, dass Patienten sich nur sicher fühlen können, wenn die Technik des safety nettings in die Beratung einfließt (Neighbour 2004). Die Kernelemente des safety nettings werden von Bankhead et al. (2011) wie folgt beschrieben:

1. Information darüber, dass Unsicherheiten existieren
2. Erläuterung, auf welche neuen/veränderten Symptome nach der Konsultation/Therapieeinheit geachtet werden soll
3. Erläuterung, wie und wo weitergehende Unterstützung möglich ist
4. Erläuterungen zum zeitlichen Verlauf der Erkrankung, z. B. wann eine Verbesserung der Symptome wahrscheinlich ist und wann man davon ausgehen kann, dass die Symptome vollständig abgeklungen sind

In Großbritannien treten jedes Jahr schätzungsweise 300.000 neue Tumorerkrankungen auf, d. h., dass aus heutiger Sicht jeder dritte Einwohner im Laufe seines Lebens an Krebs erkranken wird. Angesichts einer alternden Bevölkerung dürfte diese Zahl weiter steigen. Bankhead et al. (2011) erarbeiteten im Kontext der Krebsdiagnose weitere spezifische Komponenten des safety netting für Hausärzte in der medizinischen Primärversorgung:

1. Sicherstellen, dass dem Patienten konkrete Maßnahmen mitgeteilt werden
2. Auflistung der Maßnahmen, die Hausärzte während oder kurz nach der Konsultation ergreifen sollten
3. Implementierung organisatorischer Abläufe, die in der Praxis umgesetzt werden sollten

Wir können eine ganze Menge aus den Problemen lernen, vor die sich Hausärzte bei der Früherkennung von Krebserkrankungen gestellt sehen. Beispiel: Obwohl Krebs in der Bevölkerung weit verbreitet ist, werden Hausärzte pro Jahr scheinbar nur mit acht oder neun neuen Krebsfällen konfrontiert. Nach Angaben des *National Cancer Registration and Analysis Service* (2018) liegt die Überlebensrate von Krebspatienten in England unter dem europäischen Durchschnitt, was unter anderem auf eine zu späte Diagnose zurückgeführt werden kann. Dies wiederum könnte darauf zurückzuführen sein, dass Hausärzte zu selten mit neuen Krebsfällen konfrontiert werden und deshalb mit den Krankheitszeichen und Symptomen nicht hinreichend vertraut sind. Whitaker et al. (2015) berichten, dass laut Bericht des *National Cancer Intelligence Network* etwa 23 % der aller Krebserkrankungen im Rahmen einer Notaufnahme im Krankenhaus diagnostiziert werden. Patienten, deren Krebserkrankung in der Notaufnahme diagnostiziert wird, haben eine geringere Überlebensrate als solche, bei denen die Krebserkrankung in einem anderen Umfeld diagnostiziert wurde. Zudem handelt es sich bei diesen Patienten eher um ältere Menschen (Whitaker et al., 2015). Eine Möglichkeit zur Verbesserung der Früherkennung von Krebserkrankungen liegt darin, Patienten stärker für dieses Thema zu sensibilisieren und im Bedarfsfall das frühzeitige Aufsuchen einer Arztpraxis zu fördern. So variiert die Überlebensrate von Patienten mit Bronchialkarzinom in vergleichbaren Ländern stark, was vermutlich hauptsächlich auf den Zeitpunkt der Diagnosestellung zurückzuführen ist (Mitchell et al., 2013). Verständlicherweise sind die Wege zu einer Diagnose sehr unterschiedlich, ebenso die Faktoren, die sie beeinflussen. Ein niedrigerer sozioökonomischer Status, männliches Geschlecht und höheres Alter verbunden mit geringerer Gesundheitskompetenz und einem mangelhaften Wissen über Krebssymptome haben wahrscheinlich zur Folge, dass medizinische Hilfe nur verzögert in Anspruch genommen wird. Auch eine niedrige Erwartungshaltung an die eigene Gesundheit und mangelnde soziale Unterstützung erschweren die Interpretation von Symptomen. Mit Symptomen „vertraut zu sein" führt dazu, dass schwerwiegende Symptome möglicherweise im sozialen Umfeld als „normal" abgetan werden (Whitaker et al., 2015). Es ist bekannt, dass Langzeitraucher und multimorbide Menschen bei neu auftretenden Symptomen medizinische Hilfe später als der Durchschnitt in Anspruch nehmen (Mitchell et al., 2013). Interessanterweise gibt es in England bezüglich der Überlebensrate bei Krebserkrankungen signifikante regionale und demografische Unterschiede (National Cancer Registration and Analysis Service, 2018). Man vermutet, dass sich durch den Abbau soziodemografischer Benachteiligungen die Zahl der pro Jahr diagnostizierten Krebsfälle im fortgeschrittenen Stadium um 5.600 reduzieren könnte. Daher ist es wichtig, dass Sie als Therapeut die Bedürfnisse der Bevölkerungsgruppen, mit denen Sie arbeiten, kennen, um frühzeitige Diagnosen zu ermöglichen.

Whitaker et al. (2015) haben das Modell „*Pathways to Treatment*“ entwickelt und mögliche Faktoren, die zu Verzögerungen im Diagnoseprozess führen, identifiziert. Das Modell startet mit dem Erkennen einer körperlichen Veränderung, berücksichtigt, wie der Patient mit Informationen umgeht und bezieht auch das sogenannte „Patientenintervall“ mit ein, d. h. die Zeitspanne vom Erkennen der körperlichen Veränderung bis zum Entschluss, medizinischen Rat zu suchen. Das Modell berücksichtigt zudem einen weiteren Verzögerungsfaktor, nämlich das Zeitfenster vom Entschluss, Hilfe in Anspruch zu nehmen, bis zum tatsächlichen ersten Termin. Je kürzer die Wege zur Behandlung sind, desto schneller können schwere Erkrankungen der Wirbelsäule diagnostiziert werden. Das Modell nach Whitaker et al. ist dem von der WHO (2001) skizzierten bio-psycho-sozialen Modell sehr ähnlich, nach dem Menschen eine „persönliche Schwelle“ überschreiten, wenn sie sich für medizinische Hilfe entscheiden. Diese Schwelle wird durch Kontextfaktoren beeinflusst.

Easton (2016) befasst sich in seinem Werk mit den Auslösern nach Irving Zola (zum ersten Mal im Jahr 1973 erwähnt), wonach Symptome allein nicht unbedingt ausreichen, um sich ärztlichen Rat zu holen. Zusätzliche Trigger spielen eine wichtige Rolle, damit Hilfe in Anspruch genommen wird. Easton (2016) definiert die fünf Trigger-Kategorien nach Zola wie folgt:

- Persönliche Krise (Trauer)
- Störung sozialer oder persönlicher Beziehungen (Rolle des Pflegenden)
- Sanktionierung (Ratschläge durch Dritte)
- Beeinträchtigung der beruflichen oder körperlichen Aktivität (Arbeit/Training)
- Setzen einer Deadline (um Rat fragen, wenn bis zu einem bestimmten Zeitpunkt keine Besserung eingetreten ist)

Die Trigger nach Zola wurden in Teilen im Rahmen einer Studie von Stafford et al. (2014) offensichtlich. Man untersuchte, warum Patienten mit einfachen Rückenschmerzen intensiv nach Abhilfe suchten. Die Studienergebnisse legen die Vermutung nahe, dass Menschen eher auf starke Schmerzen reagieren, wenn Funktionsverluste, Zweifel, die Tatsache, andere Menschen pflegen zu müssen und die Ermutigung durch Dritte, Hilfe in Anspruch zu nehmen, vorlagen. Umgekehrt macht man sich weniger Sorgen und wird auch seltener aufgefordert, zum Arzt zu gehen, wenn Symptome innerhalb des sozialen Umfelds als „normal“ gelten (Whitaker et al., 2015).

Whitaker et al. (2015) zitieren in ihrer Arbeit auch die „Competition-of-Cues“-Hypothese. Diese verweist auf den großen Einfluss äußerer Reize, die dazu führen können, dass frühe Symptome nicht erkannt werden. Werden sie dann wahrgenommen, können sie jedoch nicht richtig interpretiert werden. Diese Erfahrung machten Patienten mit dem Cauda-Equina-Syndrom (Greenhalgh et al., 2015). Im Kontext starker Schmerzen

waren sie nicht in der Lage, frühe CES-Symptome zu erkennen oder sich auf krankheitsbezogene Fragen zu konzentrieren, die man ihnen stellte. Unter dem Einfluss starker Schmerzen machen solche Fragen unter Umständen für den Patienten keinen Sinn:
„*Was hat meine Blase mit meinem Rücken zu tun?*"
„*Ich glaube nicht, dass seine Fragen nicht verständlich waren; ich denke, es war einfach nicht möglich, sich aufgrund der starken Schmerzen auf irgendetwas anderes zu konzentrieren*" (Greenhalgh et al., 2015).
Pennebaker (1982) beschreibt die Competition-of-Cues-Hypothese detaillierter und berücksichtigt besonders wie folgt:
In welchem Umfeld wird man Symptome am ehesten bemerken?
Cacioppo et al. (1986) werden von Whitaker wie folgt zitiert:
„*Neue körperliche Veränderungen können unbemerkt bleiben, wenn die äußere Umgebung voller Reize ist; hingegen werden Veränderungen des normalen Körperempfindens dann wahrgenommen und beachtet, wenn Reize aus der Umgebung fehlen.*"
Im Schmerzkontext kommen störende Reize von außen in fast allen Fällen schwerer Wirbelsäulenerkrankungen zum Tragen. Wenn zusätzlich schlechte soziodemografische Merkmale vorhanden sind, ist das Erkennen früher Symptome noch schwieriger.

1.5 Fazit/Zusammenfassung

Einige Auszüge aus „*Learning from Litigation: Cauda Equina Syndrome*" der Chartered Society of Physiotherapy (CSP) (2014) geben eine hilfreiche Zusammenfassung dieses einleitenden Kapitels. Physiotherapeuten werden mit zahllosen Rückenschmerz-Patienten konfrontiert. Nicht selten kommen die Patienten direkt und ohne vorherigen Arztkontakt zu ihnen. Folglich müssen die Therapeuten, egal ob mit viel oder wenig Erfahrung, als selbstständige und eigenverantwortliche Diagnostiker in der Lage sein, in der großen Masse diejenigen unter den Patienten zu identifizieren, die einer dringenden medizinischen Abklärung bedürfen, und entsprechend handeln, d.h. diese dann an einen Spezialisten zu verweisen. Physiotherapeuten sollten

- eine gründliche subjektive und objektive Untersuchung der Wirbelsäule durchführen,
- die Untersuchung dokumentieren, um einen Nachweis für einen strukturierten therapeutischen Denk- und Entscheidungsprozess zu haben; gut gestaltete Befundbögen für die Wirbelsäule sind empfehlenswert,
- wenn möglich konkret dokumentieren, wann Symptome oder relevante Ereignisse aufgetreten sind,
- sowohl positive als auch negative Ergebnisse neurologischer Untersuchungen eindeutig erfassen und dokumentieren,
- Fragen zu Red Flags gründlich prüfen und
- dafür sorgen, dass adäquat auf Red Flags reagiert wird.

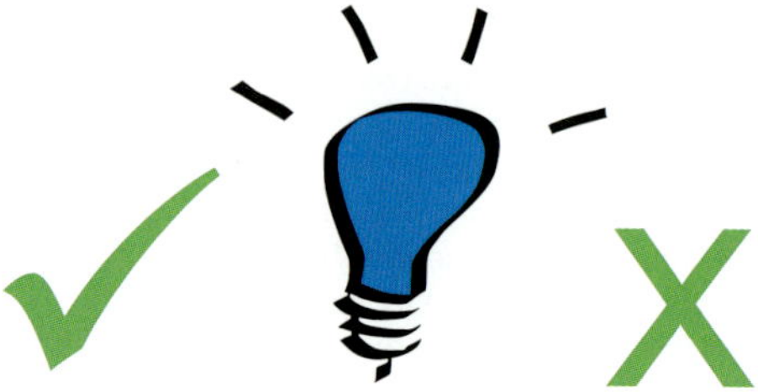

Abb. 1.2 Notfall oder nicht? [P829]

Diese Maßnahmen müssen rasch erfolgen.
Wir wissen noch immer nicht, wie wir mit Barbara umgehen sollen. Aber wir haben sie nicht vergessen; behalten Sie ihren Fall im Hinterkopf, wenn Sie nun weiterlesen (▶ Abb. 1.2).

Literatur

Age UK. Later life fact sheet. 2018. http://www.ageuk.org.uk/Documents/EN-GB/Factsheets/Later_Life_UK_factsheet.pdf?dtrk=true.

Bankhead C, Heneghan C, Hewitson P, Thompson M. Safety Netting to Improve Early Cancer Diagnosis in Primary Care; Development of Consensus Guidelines. Cancer Safety Netting Report, Department of Primary Care. University of Oxford; 2011.

Bennett M. Definition and pathophysiology of complex cancer pain. In: Sharma M, Simpson K, Bennett M, Gupta S, eds. Practical Management of Complex Cancer Pain. Oxford: Oxford University Press; 2014.

Boissonault W, Umphred D. Differential diagnosis phase 1: medical screening by the therapist. Chapter 7. In: Umphred D, Lazaro R, Roller M, Burton G, Mosby, eds. Neurological Rehabilitation. 6th ed. Elsevier; 2013.

Cacioppo JT, Andersen BL, Turnquist DC, Petty RE. In: Andersen BL, ed. Psychophysiological Comparison Processes: Interpreting Cancer Symptoms Women With Cancer: Psychological Perspectives. New York, NY, USA: Springer; 1986:142–171.

Cancer Research UK. 2015. http://www.cancerresearchuk.org/health-professional/cancer-statistics/incidence/common-cancers-compared.

Chartered Society of Physiotherapy. Clinical Guidelines for the Effective Physiotherapy Management of Persistent Low Back Pain. London; 2007.

Chartered Society of Physiotherapy. Learning from litigation. Cauda Equina Syndrome. 2014. http://www.csp.org.uk/publications/learning-litigation-cauda-equina-syndrome-ces.

Cook C, George S, Reiman M. Red flag screening for low back pain: nothing to see here, move along: a narrative review. Br J Sports Med. 2017; 58:493–496.

CSAG. Report of a Clinical Standards Advisory Group on Back Pain. HMSO; 1994.

Easton G. Great Britain: The Appointment. Robinson; 2016.

European Commission. Health Statistics. Key Data on Health 2002 (data 1970-2001), European Commission; 2004.

Falk S, Bannister K, Dickinson A. Cancer Pain Physiology. Br J Pain. 2014;8(4):154–162.

Finucane L, Downie A, Mercer C, Greenhalgh S, Boissonnault WG, Pool-Goudzwaard A, Beneciuk J, Leech R, Selfe J. (2020) International framework for red flags for potential serious spinal pathologies. Endorsed by International Federation of Orthopaedic Manipulative Physical Therapists (IFOMPT) a subgroup of the World Confederation for Physical Therapists (WCPT). JOSPT Vol 50 (7) pp 350–372

GBD 2016 Disease and Injury Incidence and Prevalence Collaborators.;1; Global, regional, and national incidence, prevalence, and years lived with disability for 328 diseases and injuries for 195 countries, 1990-2016: a systematic analysis for the Global Burden of Disease Study 2016. Lancet. 2017; 390:1211–1259.

Gifford L. The Nerve Root: Aches and Pains/Nerve Root. CNS Press; 2014: P567.

Gould BE. Pathophysiology for the Health Professions. 3rd ed. Philadelphia: Saunders; 2006.

Greenhalgh S, Selfe J. Margaret: a tragic case of spinal Red Flags and Red Herrings. Physiotherapy. 2004;90(2):73–76.

Greenhalgh S, Truman C, Webster V, Selfe J. An investigation into the patient experience of cauda equina syndrome (CES). Physiother Pract Res. 2015; 36:23–31.

Hartvigsen J, Hancock M, Kongsted A, et al. Low back pain 1: what low back pain is and why we need to pay attention. Lancet Low Back Pain Series Working Group. Lancet. 2018. https://doi.org/10.1016/s0140-6736(18)30480-X.

Henschke N, Mayer C, Refshauge K, et al. Prevalence of and screening for serious spinal pathology in patients presenting to primary care settings with acute low back pain. Arthritis Rheum. 2009; 60:3072–3080.

Jull G, Moore A, Falla D, et al. Grieve's Modern Musculoskeletal Physiotherapy. 4th ed. London: Elsevier; 2015:9–11.

Levack P, Graham J, Collie D, et al. Don't wait for a sensory level–listen to the symptoms: a prospective audit of the delays in diagnosis of malignant cord compression. Clin Oncol. 2002; 14:472–480.

McPherson K, Kersten K, George S, et al. A systematic review of evidence about extended roles for allied health professionals. J Health Serv Res Policy. 2006;11(4):240–247.

Melzack R. Phantom limbs and the concept of a neuromatrix. Trends Neurosci. 1990;13(3):88–92.

Merskey H, Bogduk N. Part III: Pain Terms, A Current List with Definitions and Notes on Usage. Classification of Chronic Pain. 2nd ed. Seattle: IASP Task Force on Taxonomy; 1994;209–214. https://www.iasp-pain.org/Education/Content.aspx?ItemNumber=1698.

Mitchell E, Rubin G, Maclead U. Understanding diagnosis of lung cancer in primary care; qualitative synthesis of significant audit reports. Br J Gen Pract. 2013; 63: E37–E46.

National Cancer Registration and Analysis Service. Routes to Diagnosis. 2018. http://www.ncin.org.uk/publications/routes_to_diagnosis.

National Osteoporosis Society. Menopause and Osteoporosis Therapy Practice Nurse Manual. Wells: St Andrews Press; 1993.

Neighbour R. The Inner Consultation. 2nd ed. Oxford: Radcliffe Publishing; 2004.

NHS Choices. Abdominal Aortic Aneurysm. 2017. https://www.nhs.uk/conditions/abdominal-aortic-aneurysm.

Nicholls D, Larmer P. Possible futures for physiotherapy: an exploration of the New Zealand context. N Z J Physiother. 2005;33(2):55–60.

Nicholls D, Reid D, Larmer P. Crisis, what crisis? Revisiting possible futures for physiotherapy. N Z J Physiother. 2009;37(3):105–114.

Nijs J, De Kooning M, Beckwee D, Vaes P. The neurophysiology of pain and pain modulation: Modern pain neuroscience for musculoskeletal physiotherapists. In: Grieve's Modern Musculoskeletal Physiotherapy 4th ed. London: Elsevier; 2015:8–18.

Patchell RA, Tibbs PA, Regine WF. Direct decompressive surgical resection in the treatment of spinal cord compression caused by metastatic cancer: a randomised trial. Lancet. 2005; 266:643–648.

Pennebaker JW. Perceptual processes I: competition of cues. In: The Psychology of Physical Symptoms. New York, NY: Springer; 1982.

Premkumar A, Godfrey W, Gottschalk M, Boden S. Red Flags for low pain are not always really red. J Bone Joint Surg Am. 2018; 100: 368–374.

Salmon P, Humphreys K, Price J, Smith C, Heaton R. Can physiotherapy first contact practitioners reduce the burden on general practitioners and improve the management of musculoskeletal conditions? Physiother Suppl. 2017;103(1):143.

Siegel A, Sapru H. Essential Neuroscience. 3rd ed. Lippincott Williams & Wilkins Baltimore; 2015.

Stafford V, Greenhalgh S, Davidson I. Why do patients with simple mechanical back pain seek urgent care. Physiother. 2014;100(1):66–72.

Tsuchie H, Miyakoshi N, Kasukawa Y, et al. High prevalence of abdominal aortic aneurysm in patients with chronic low back pain. Tohoku J Exp Med. 2013;230(2):83–86.

UK Chief Medical Officers' Guidelines. 2011. Start Active, Stay Active. https://www.gov.uk/government/uploads/system/uploads/attachment_data/file/541233/Physical_activity_infographic.PDF.

Verhagen AP, Downie A, Popal N, Maher C, Koes BW. Red Flags presented in current low back pain guidelines: a review. Eur Spine J. 2016; 25:2788–2802. https://doi.org/10.1007/s00586-016-4684-0.

Whitaker K, Scott S, Wardle J. Applying symptom appraisal models to understand socio demographic differences in response to cancer symptoms; a research agenda. Br J Cancer. 2015; 112(suppl 1): S27–S34.

WHO. International Classification of Functioning, Disability and Health. Geneva: WHO; 2001.

WHO. Ageing and Health Fact Sheet N°404 September 2015. http://www.who.int/mediacentre/factsheets/fs404/en/.

WHO. Tuberculosis infection and transmission. 2018. http://www.who.int/mediacentre/factsheets/fs104/en/.

2 Kommunikation

Es ist zermürbend, vom schlechten Gesundheitszustand eines Dritten zu hören, bevor dieser es selbst erfährt. Das ist ein ungewollter Wissensvorsprung und eine schwere Belastung.
Innerhalb der nächsten zehn Minuten werde ich einen schweren, schwarzen Felsblock in Herrn Gs ruhiges Fahrwasser des Lebens werfen.

(Easton, 2016)

2.1 Diagnoseprozess

Im Prozess der Diagnosestellung muss bei jedem Termin eine ausführliche Anamnese und ein genauer neurologischer und funktioneller Status erhoben werden. In der Regel nimmt ein Patient innerhalb von drei Wochen nach dem Auftreten erster Symptome einer tumorbezogenen Erkrankung medizinische Hilfe in der Primärversorgung in Anspruch (Levack et al., 2002). Die subjektive Krankheitsgeschichte spielt im Untersuchungsprozess die wichtigste Rolle, vor allem, wenn es darum geht, frühzeitig schwere Wirbelsäulenerkrankungen zu erkennen. In Übereinstimmung mit dem Ansatz des „watchful waiting" ist es von grundlegender Bedeutung, bei jedem Termin Red Flags zu evaluieren, da sich der Krankheitsprozess im Laufe der Zeit verändern kann.

Subjektive Untersuchung

In einem frühen Krankheitsstadium ist die subjektive Untersuchung der bedeutendste Teil der Konsultation. Erst in späteren Stadien führt die objektive Untersuchung zu wichtigen Erkenntnissen. Sowohl die Schwierigkeit, schwere Erkrankungen der Wirbelsäule frühzeitig zu diagnostizieren, als auch die katastrophalen Folgen, wenn diese zu spät erkannt wurden, sind uns allen bekannt (Levack et al., 2002). Eine gute Kommunikationsfähigkeit ist unerlässlich, um einen Eindruck von „der Welt des Patienten" zu bekommen und seine Symptome zu verstehen. Red Flags sind die wichtigen Faktoren, nach denen in der Anamnese gesucht werden muss. Unbestritten ist, dass sich Yellow Flags und Red Flags gegenseitig nicht ausschließen (Greenhalgh & Selfe, 2017). Der klinische Denk- und Entscheidungsprozess setzt sich aus zwei wesentlichen Aspekten zusammen. Beide zusammen ergeben ein vollständiges Bild vom aktuellen Gesundheitszustand des Patienten. Die Rede ist von der Untersuchung der bio-psycho-sozialen Faktoren einerseits und der Suche nach Red Flags andererseits. Besonders wichtig ist es, die Zeit von der Entwick-

2

lung erster Symptome bis zum aktuellen Gesundheitszustand eingehend zu beleuchten, denn Zeit ist der entscheidende Faktor.
In diesem Kontext lohnt es sich, die eigentliche Bedeutung des Wortes „Kommunikation" im Wörterbuch nachzuschlagen:
„Vermittlung oder Austausch von Gedanken, Meinungen oder Informationen mittels Sprache, Schrift oder Zeichen" (*Dictionary.com, 2018).*
Diese Definition erscheint uns angesichts der Komplexität einer subjektiven Anamnese, die wir bei einem uns völlig unbekannten Patienten mit starken Schmerzen stellen, als sehr eng gefasst.
In England hat das *Health and Care Professions Council (HCPC)* (ein unabhängiges Organ, das berufspraktische und berufsethische Standards definiert und überwacht) die Kommunikation zu einem Praxisstandard (Standard 2) erhoben (Health and Care Professions Council, 2016).
Konkret werden für die Kommunikation folgende Schlüsselkompetenzen genannt:

- Sie müssen Ihren Klienten und deren Angehörigen zuhören und deren Bedürfnisse und Wünsche berücksichtigen.
- Sie müssen Ihren Klienten und deren Angehörigen sämtliche Informationen geben, die sie wünschen oder benötigen – und zwar so, dass sie diese auch verstehen.
- Sie müssen dafür Sorge tragen, dass Sie möglichst in der Sprache der Nutzer Ihrer Dienstleistungen und deren Angehörigen kommunizieren.

Aus diesem Grund sind gute kommunikative Fähigkeiten in der physiotherapeutischen Praxis nicht nur eine Kernkompetenz, sondern auch eine regulatorische Anforderung, die bei Verstößen geahndet werden kann. Im klinischen Umfeld verbessern sich die kommunikativen Fertigkeiten durch intensiven Austausch mit den Patienten von ganz alleine. Manchmal jedoch vergisst man, dass die Patienten auch die Tragweite der von Therapeuten gestellten Fragen erfassen müssen, denn oft ist ihnen nicht bewusst, wie wichtig diese Fragen sind oder welche Konsequenzen mit den jeweiligen Antworten verbunden sein können – dies gilt insbesondere im Zusammenhang mit starken Schmerzen (Greenhalgh & Selfe, 2015). Eines der Hauptprobleme in der Kommunikation zwischen Therapeuten und Laien sind die vielen Fachwörter, die die Experten benutzen (siehe oben zweiter Spiegelpunkt der Schlüsselkompetenzen der Kommunikation).
Im klinischen Umfeld gehören das Kommunizieren in der Sprache des Patienten, die Fähigkeit zuzuhören, der Einsatz einer empathischen Körpersprache wie z. B. Augenkontakt, Nicken, Mimik etc. zu den Fertigkeiten des guten Kommunizierens.
Langridge et al. (2015) gehen noch einen Schritt weiter:

„Die emotionale Komponente, die mit dem kognitiven Element der Befunderhebung verbunden ist, entwickelt sich durch das emphatische Verhalten des Therapeuten und seine Fähigkeit, die Empfindungen des Patienten zu

interpretieren und zu akzeptieren. Dies verstärkt beim Patienten das Gefühl, gehört und verstanden zu werden.“

Kommunikation im klinischen Umfeld heißt aber noch viel mehr; manches kennen wir schon, anderes wiederum müssen wir erst noch identifizieren und definieren. In diesem Zusammenhang sehr interessant ist eine Studie von Donker et al. (2016). Im Rahmen einer prospektiven Kohortenstudie mit Patienten aus 44 Hausarztpraxen in den Niederlanden untersuchten die Autoren das Bauchgefühl von Allgemeinmedizinern bezüglich Krebserkrankungen. Aus dem Bauch heraus vermuteten 35 % der Mediziner eine Krebserkrankung, wobei dieser Wert anstieg, je älter sowohl die Patienten als auch die Hausärzte waren. Sie sehen, welche Rolle die Erfahrung in diesem Zusammenhang spielt.

Was ist eigentlich das „Bauchgefühl"?

Donker et al. (2016) zitieren Stolper (2011), der das Bauchgefühl wie folgt definiert:

„Das Bauchgefühl erwächst aus einer nicht durch analytische Verarbeitung von verfügbaren Informationen und vorhandenem Wissen gewonnenen Einsicht.“

Donker et al. (2016) sind der Meinung, das Bauchgefühl versetze uns in eine Art Alarmbereitschaft und definieren es wie folgt:

„... ein ungutes Gefühl, das den Hausarzt überkommt, weil er ein mögliches schlechtes Ergebnis vermutet, obwohl konkrete Indikatoren fehlen.“

Easton (2016) schreibt, dass bei den ersten Untersuchungsterminen spezifische diagnostische Vorgehensweisen wichtig sind, diese aber zusammen mit anderen, subtileren Anzeichen genutzt und interpretiert werden sollten.

„Es heißt, dass Ärzte ihre Diagnosen oft innerhalb der ersten 30 Sekunden eines Patientenkontakts oder der Beschreibung von Symptomen stellen.“

Dieses Bauchgefühl und das Einstimmen auf die subtilen Probleme eines Patienten sind von großer Bedeutung und oft auch die Basis für die intensive Arbeit mit Patienten, die unter einer schweren Erkrankung der Wirbelsäule leiden. Es kommt besonders dann zum Tragen, wenn spezifische Leistungsanforderungen Zeitdruck bei Terminen erzeugen. Nicht weniger wichtig ist es jedoch, deutlich sichtbare nonverbale Signale zu registrieren, bevor der Patient zu sprechen beginnt.

Fallbeispiel

Edward

Als Edward aus dem Wartezimmer zu seinem Termin aufgerufen wurde, machten sowohl er als auch seine Begleitung einen sehr verängstigten Eindruck. Edward konnte nur mit Hilfe seiner

Begleitung stehen. Breitbeinig, mit hoher schmerzbedingter Schutzspannung, und schwer gestützt auf seinen Partner ging er auf den Therapeuten zu. Mit Sicherheit war dies nicht die Folge eines einfachen Bandscheibenvorfalls auf Höhe L5/S1, von dem im Begleitschreiben der Überweisung die Rede war. Tatsächlich wurde bei Edward ein zentraler Bandscheibenvorfall auf Höhe Th10–11 mit Hypertrophie und Kalzifizierung des Ligamentum flavum festgestellt, was zu einer erheblichen Kompression des Rückenmarks führte. Edward wurde notoperiert und erholte sich vollständig.

Fallbeispiel

John

In einer älteren Veröffentlichung haben wir von John, 64 Jahre alt, berichtet (Greenhalgh & Selfe, 2003).

„… Bei seinem ersten Praxisbesuch stütze er sich angesichts offensichtlicher starker Beschwerden schwer auf die Rezeption. Obwohl es ihm nicht gut ging, versuchte er zu lächeln. Er sah krank aus, hatte eine fahle Gesichtsfarbe, ein leicht ungepflegtes Äußeres und trug Kleidung, die ihm nicht wirklich passte. Er ging zu einem Stuhl im Eingangsbereich, setzte sich hin und lag schon bald halb auf dem nächsten Stuhl. Innerhalb von zwei Minuten stand er auf und lehnte sich gegen einen Schrank. Sein Verhalten zeugte von unerträglichen Schmerzen. Er kam in den Behandlungsraum, aber schon zu diesem Zeitpunkt war klar, dass ein sehr ernstes Problem vorlag.“

Bei John wurde ein malignes Myelom auf Höhe Th12 festgestellt. Eine erfolgreich durchgeführte Vertebrektomie überlebte er noch zwölf Monate und konnte in dieser Zeit ein relativ normales Leben in den eigenen vier Wänden führen.

In einer Studie mit Allgemeinmedizinern bestätigten Donker et al. (2016), dass – wenn überhaupt – nur wenige Red Flags in der Frühphase schwerer Wirbelsäulenerkrankungen auftreten. Nicht nur das Wissen um Red Flags erwies sich als wichtig, sondern auch spezifische Charakteristika bei Patienten und Allgemeinmedizinern. Diese Erkenntnisse bestätigt auch ein früherer systematischer Review (Henschke et al., 2013), im Rahmen dessen Patienten mit lumbalen Rückenschmerzen anhand von 22 klinischen Auffälligkeiten auf maligne Veränderungen untersucht wurden. Nur vier klinische Zeichen, jeweils isoliert betrachtet, erwiesen sich für die Diagnose einer wahrscheinlich malignen Erkrankung als hilfreich:

- Frühere Krebserkrankung; positiver Wahrscheinlichkeitsquotient, LR + = 23,7

- Erhöhte Blutsenkungsgeschwindigkeit (BSG); positiver Wahrscheinlichkeitsquotient, LR + = 18,0
- Niedriger Hämatokrit; positiver Wahrscheinlichkeitsquotient, LR + = 18,2
- Einschätzung des Arztes; positiver Wahrscheinlichkeitsquotient, LR + = 12,1

Interessanterweise zählt die Einschätzung des Arztes zu den vier klinischen Zeichen. Insgesamt zeigen diese Studien, dass wir noch weit davon entfernt sind, das Bauchgefühl in den klinischen Entscheidungsprozess einfließen zu lassen. Wenn es schon keine signifikanten Kombinationen verschiedener Red Flags gibt, dann stellt sich die Frage, was genau vom Patienten zum Arzt übertragen wird, damit bei letzterem die Alarmglocken frühzeitig im Erkrankungsprozess läuten.

Schlechte Nachrichten überbringen

Das Überbringen von schlechten Nachrichten ist Teil des Medizinstudiums, nicht jedoch zwingend Teil der Grundausbildung des Physiotherapeuten. Weniger komplizierte Aspekte schlechter Nachrichten lassen sich gewiss problemlos in den physiotherapeutischen Ablauf integrieren und erfordern keine besonderen Maßnahmen. Wenn es jedoch um sehr schlechte Nachrichten geht, so ist vermutlich Erfahrung und in jedem Fall eine gute Vorbereitung auf den Termin immens wichtig. Manchmal ist klar geregelt, wer die schlechten Nachrichten überbringt. Oft liegt diese Aufgabe eher beim Arzt als beim Physiotherapeuten. Auf jeden Fall sollte man sich streng an die Vorschriften halten und die eigenen Kompetenzen nicht überschreiten.

Unsere kommunikativen Fertigkeiten sind während des gesamten Behandlungszeitraums gefragt, ganz besonders jedoch, wenn schlechte Nachrichten zu überbringen sind.

„Patienten schlechte Nachrichten zu überbringen ist keine optionale Fähigkeit, sondern ein wesentlicher Bestandteil der beruflichen Praxis" (Department of Health (DOH), 2003).

Was schlechte Nachrichten sind, liegt jeweils im Auge des Betrachters, aber viele Definitionen beschreiben schlechte Nachrichten als Informationen,

… die die Zukunft eines Individuums negativ und maßgeblich beeinflussen (DOH, 2003).

Im Bereich der muskuloskelettalen Physiotherapie gibt es die unterschiedlichsten Arten schlechter Nachrichten, und üblicherweise braucht es für das Überbringen sehr gute kommunikative Fähigkeiten. Schlechte Nachrichten können Informationen beinhalten, deren Übermittlung viele erfahrene Physiotherapeuten als reine Routine erachten, zum Beispiel, wenn ein Patient darüber informiert werden soll, dass

- es trotz des medizinischen Fortschritts noch immer keine einfache Antwort auf die Frage gibt, wie chronische Rückenschmerzen gelindert werden können;
- bestimmte Übungen regelmäßig und ein Leben lang absolviert und in den Tagesablauf des Patienten integriert werden müssen;
- die Schmerzen wahrscheinlich nie mehr vergehen werden.

Aber auch diese Routineinformationen müssen dem Betroffenen einfühlsam mitgeteilt werden, da sie erheblichen Einfluss auf das Wohlbefinden und die künftige Entscheidungsfindung nehmen können. Jemandem mitzuteilen, dass er möglicherweise an einer unheilbaren Krankheit leidet, gehört mit Sicherheit nicht zur täglichen Routine, und schon gar nicht in der physiotherapeutischen Praxis. Hier müssen die Worte wohlüberlegt sein. Man darf nicht unterschätzen, welch starke Wirkung diese auf den Patienten und seine Familie, aber auch auf den Therapeuten haben können. Dies gilt insbesondere für sehr schwerwiegende Diagnosen. In solchen Fällen muss das Gespräch akribisch vorbereitet werden.

Schlechte Nachrichten kompetent zu übermitteln ist Teil der therapeutischen Praxis. Diese Fähigkeit beinhaltet einen vielschichtigen Mix aus verbaler und nonverbaler Kommunikation und beginnt bereits, bevor Patient und Therapeut sich gegenübertreten. Bei sehr ernsten Themen empfehlen Experten eine strategische, stufenweise Vorgehensweise, die mit der eigenen Vorbereitung beginnt. Dabei geht es nicht nur um die Information selbst und wie sie übermittelt werden soll, sondern auch um die Vorbereitung auf emotionaler Ebene (▶ Abb. 2.1).

Der Allgemeinmediziner Graham Easton umschreibt die Gesprächsvorbereitung sehr gut in seinem Buch „*The Appointment*" (Easton, 2016). Ein Zitat daraus haben wir an den Anfang dieses Kapitels gestellt. Es lohnt sich, sich Zeit für die Gesprächsvorbereitung zu nehmen, indem man zum Beispiel die Situation unter Wahrung der Vertraulichkeit mit einem Kollegen diskutiert, den geplanten Gesprächsverlauf durchspricht und laut übt, was man sagen möchte. Überlegen Sie auch, welche Fragen gestellt werden könnten und wie Sie darauf reagieren. Ermuntern Sie den Patienten, Fragen zu stellen und versichern Sie ihm, dass es dumme Fragen nicht gibt (Moss, 2015).

Sorgen Sie für eine gute Gesprächsatmosphäre: Schalten Sie das Mobiltelefon aus, leiten Sie das Festnetztelefon um, verhindern Sie Störungen oder reduzieren Sie diese auf ein Minimum. Achten Sie auch darauf, dass sich keine störenden Barrieren zwischen Ihnen und dem Patienten befinden. Möglicherweise ist es sinnvoll, Taschentücher oder ein Glas Wasser bereitzustellen (DOH, 2003). Im Idealfall sind sowohl Sie selbst als auch der Patient in Begleitung einer Bezugsperson – natürlich wird dies nicht immer möglich sein. Es könnten sich also während des Gesprächs vier Personen im Raum aufhalten. Unter Umständen wird auch die Unterstützung eines Dolmetschers benötigt. Auch dieser muss auf die Informationen, die es zu überbringen gilt, vorbereitet werden. Eine gute Vorbereitung kann schwierige Situationen erheblich vereinfachen (siehe nachfolgende Dokumentationsvorlage).

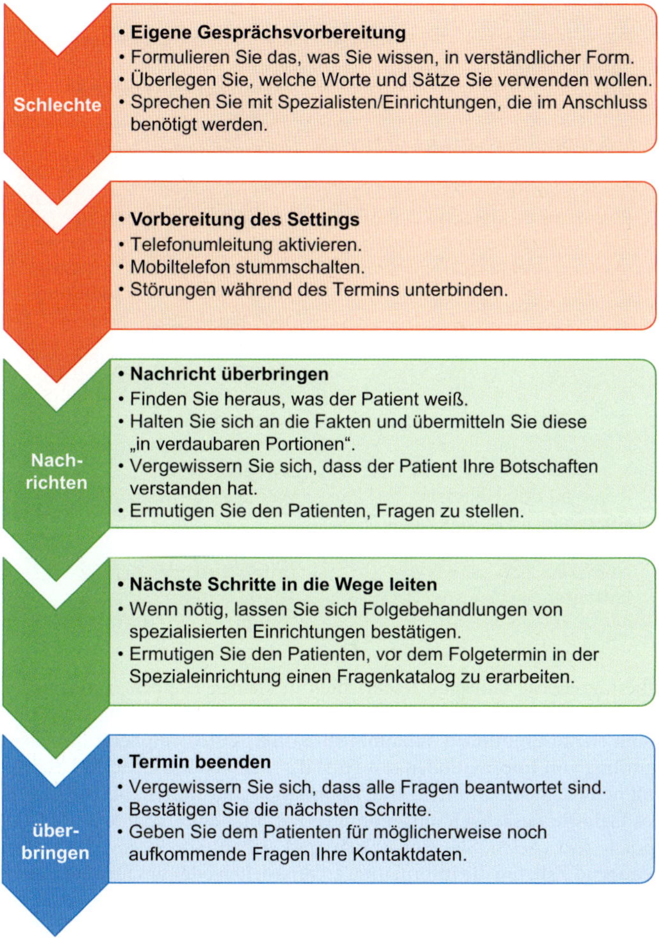

Abb. 2.1 Fünf Schritte zum Überbringen schlechter Nachrichten [P829/L231]

Dokumentationsvorlage für ein Gespräch zum Überbingen schlechter Nachrichten

Name und Adresse des Patienten: Patienten-ID Ort:	Datum und Uhrzeit des Gesprächs: Namen der Gesprächsteilnehmer:
Das Gespräch wurde geführt von (Name): Position/professionelles Verhältnis:	Diagnose:
Besprochene klinische Optionen für die langfristige Behandlungsplanung und Sofortmaßnahmen	Detaillierte Angaben zur Wortwahl, wie die schlechte Nachricht überbracht wurde: „Was könnte Ihrer Meinung nach die Ursache Ihres Problems sein?" „Es tut mir leid, aber ich habe keine guten Nachrichten für Sie." „Ihre Untersuchungen haben ergeben, dass…"
Kopie an den Hausarzt: Überweisung an das Palliativteam: ja/nein	Weitere Überweisungen:
Anmerkungen seitens des Patienten:	Unterschrift des Arztes/Therapeuten: Datum:

Übermitteln Sie schlechte Nachrichten in kleinen Häppchen, vermeiden Sie Fachsprache und unterschätzen Sie nicht die Bedeutung der Stille, wenn starke Emotionen aufkommen. Easton (2016) empfiehlt die Übermittlung von Informationen mit Hilfe des „Chunk and Check"-Ansatzes, will heißen, Sie übermitteln eine Information und warten, bis der Patient das Gehörte tatsächlich aufgenommen hat. Erst dann setzen Sie das Gespräch fort. Seien Sie empathisch und geben Sie Ihrem Gegenüber genügend Zeit, um die Information zu verarbeiten oder um mögliche emotionale Regungen abklingen zu lassen. Eine solche Vorgehensweise hilft ungemein (Moss, 2015). Brewin (1996) zitiert in seinem Werk Richard Asher, der sagt, die Kunst des Kommunizierens bestehe darin, zu wissen,

… wann man nachfragen und wann man jemanden in Ruhe lassen, wann man rügen und wann man beruhigen, wann man sprechen und wann man besser schweigen sollte.

Easton (2016) hat für das Überbringen schlechter Nachrichten das SPIKES-Kommunikationsmodell entwickelt. Dieses Modell soll die Gesprächsführung erleichtern:

- **S**: **S**etting – Gesprächsvorbereitung.
- **P**: **P**erception – Wie ist die Wahrnehmung des Patienten?
- **I**: **I**nvitation – Schätzen Sie ein, ob der Patient bereit ist, mehr über seinen Zustand zu erfahren.
- **K**: **K**nowledge – Geben Sie Wissen bzw. Informationen in verständlichen Worten weiter.
- **E**: **E**motionen – Begegnen Sie den Emotionen des Patienten mit Empathie.
- **S**: **S**trategy/**S**ummarise – Besprechen Sie das weitere Vorgehen und fassen Sie das Gespräch zusammen.

Bereiten Sie den Patienten auf die schlechten Nachrichten vor und versuchen Sie zu eruieren, wie er seine derzeitige Lage einschätzt. Easton (2016) gibt für die Gesprächsführung Formulierungsvorschläge, z. B.

Ich fürchte, die Untersuchungsergebnisse sind nicht so, wie wir es uns erhofft haben.

Solche Formulierungen helfen, den Patienten auf das, was folgt, vorzubereiten. Achten Sie darauf, dass Sie sich stets innerhalb Ihres professionellen Rahmens bewegen und halten Sie sich streng an die Fakten, z. B.:

Es tut mir leid, aber ich muss Ihnen sagen, dass die Untersuchungen …
Weitere Untersuchungen sind nötig, um Klarheit zu bekommen.

Formulieren Sie niemals Sätze wie:

Es tut mir leid Ihnen sagen zu müssen, dass Sie Wirbelsäulenmetastasen haben.

Eine solche Aussage könnte falsch sein, wenn sich die Erkenntnisse allein auf die Auswertung einer Magnetresonanztomografie (MRT) stützen; weitere Untersuchungen sind erforderlich und die endgültige Diagnose muss von mehreren Spezialisten bestätigt werden.
Wenn Physiotherapeuten einen Patienten über seinen vermutlich dramatischen Gesundheitszustand informieren, dann geschieht dies häufig vor der endgültigen Diagnose und vor Bestätigung der Prognose. Daher ist es äußerst wichtig, diese Tatsache durch geeignete Formulierungen zu unterstreichen, z. B.

Weitere Untersuchungen und Expertisen sind nun notwendig.

Beenden Sie das Gespräch mit empathischen Worten, erläutern Sie die nächsten Schritte und nennen Sie Ansprechpartner für die Zeit nach dem Termin (Moss, 2015). Viele Fragen ergeben sich erst nach dem Gespräch, wenn der erste Schock überwunden ist.
Unterschätzen Sie nicht Ihre eigenen Emotionen. Nicht selten fühlt man sich ausgelaugt und erschöpft.

Seine Abschiedsworte waren: „Vielen Dank, Sie sind die Einzige, die mir wirklich zugehört hat und Sie scheinen zu wissen, was nicht stimmt. Auf Wiedersehen.“
Die Physiotherapeutin dachte: „Ich weiß nicht, was nicht stimmt, aber ich bin sicher, dass es etwas sehr Ernstes ist – und ich bin mir auch nicht sicher, ob ich Sie jemals wiedersehen werde!“ (Greenhalgh & Selfe, 2003)

Klinische Supervision und gegenseitige Unterstützung sind wichtig, damit man die gemachten Erfahrungen reflektieren und sich von seinen Emotionen befreien kann.
Psychologische Untersuchungen haben bestätigt, dass Überbringer schlechter Nachrichten häufig starke Gefühle wie Angst und Sorgen entwickeln, weil sie mit der jeweiligen Situation schlecht umgehen können (Baile et al., 2000). Baile et al. (2000) haben festgestellt, dass Therapeuten, die eine Strategie für den Umgang mit schlechten Nachrichten entwickelt haben, weniger Ängste haben und seltener ein Burnout entwickeln. Denken Sie immer daran: Das Wichtigste ist die Gesprächsvorbereitung, egal wie erfahren Sie auch sein mögen.
Bieten Sie dem Patienten auch an, mit den Angehörigen zu sprechen, falls er das möchte. Wenn ja, dann stellt Sie dies möglicherweise vor eine weitere kommunikative Herausforderung.

Fallbeispiel

Christina

Christina litt unter Wirbelsäulenmetastasen, die in der MRT sichtbar waren. Christinas erste Reaktion auf diese Nachricht war: *„Wie soll ich das meinem 85 Jahre alten Vater erklären? Er sitzt draußen im Wartezimmer … Können Sie mit ihm reden?“*
Der Therapeut geht ins Wartezimmer.
„Herr D., kommen Sie bitte …“

Literatur

Baile WF, Buckman R, Lenzi R, Glober G, Beale EA, Kudelka AP. SPIKES- A six-step protocol for delivering bad news: application to the patient with cancer. *Oncologist*. 2000;5(4):302–311.
Brewin T. Relating to the Relatives; Breaking Bad News Communication and Support. Oxford: Radcliffe Medical Press; 1996.
Department of Health, Social Services & Public Safety. Breaking Bad News; Regional Guidelines Developed from Partnerships in Caring (2000) DHSSPS; 2003.
Dictionary.com. (2018). http://www.dictionary.com/browse/communication.
Donker G, Wiersma E, van der Hoek L, Heins M. Determinants of general practitioner's cancer-related gut feelings–a prospective cohort study. BMJ Open. 2016; 6: e012511.
Easton G. *The Appointment.* UK: Constable & Robinson; 2016. Greenhalgh S, Selfe J. Malignant myeloma of the spine. Physiotherapy. 2003; 89(8):486–488.
Greenhalgh S, Truman C, Webster V, Selfe J. An investigation into the patient experience of cauda equina syndrome (CES). Physiother Pract Res. 2015; 36: 23–31.

Greenhalgh S, Selfe J. Screen for Red Flags first: don't take the bio out of biopsychosocial. In: Porter S, ed. Psychologically Informed Physiotherapy. Elsevier; 2017.
Health and Care Professions Council (HCPC). Standards of conduct, performance and ethics (SCPE). http://www.hcpc-uk.org/publications/standards/index.asp?id=38; 2016.
Henschke N, Maher C, Ostelo R, de Vet H, Macaskill P, Irwig L. Red Flags to Screen for Malignancy in Patients with Low-Back Pain (Review). The Cochrane Collaboration. Wiley; 2013
Langridge N, Roberts L, Pope C. The clinical reasoning processes of extended scope physiotherapists assessing patients with low back pain. Man Ther. 2015; 20(6): 745–750.
Levack P, Graham J, Collie D, et al. Don't wait for a sensory level - listen to the symptoms: a prospective audit of the delays in diagnosis of malignant cord compression. Clin Oncol. 2002; 14:472–480.
Moss B. Communication Skills in Health and Social Care. SAGE; 2015.
Stolper E, Van de Wiel M, Van Royen P, et al. Gut feelings as a third track in general practitioners' diagnostic reasoning. J Gen Int Med. 2011; 26: 197–203

3 Osteoporose: Diagnose

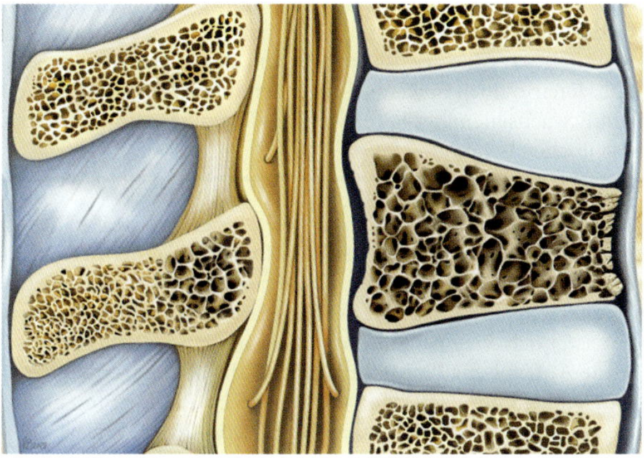

Abb. 3.1 Osteoporose [G921]

Obwohl Osteoporose (▶ Abb. 3.1) normalerweise nicht als Erkrankung gilt, bei der man einen Rettungswagen alarmieren muss, kann sie sich dennoch so entwickeln, dass eine Notsituation eintritt - und wenn diese stille Epidemie nicht endlich als eine solche anerkannt wird, werden dramatische Verläufe mit hoher Wahrscheinlichkeit immer häufiger auftreten. Jedes Jahr resultieren aus kleineren Verletzungen 300.000 Ermüdungsfrakturen. Viele von ihnen hätten durch eine frühzeitige Diagnose und Behandlung verhindert werden können (National die Osteoporosis Society, 2015). Wir können wirklich viel bewirken, wenn wir die Risikopatienten in einem frühen Stadium eingehend beraten und dadurch negative Entwicklungen verhindern, die normalerweise erst Jahre später offensichtlich werden.

Fallbeispiel

Marjorie

Marjorie war 75 Jahre alt, als sie wegen plötzlich einsetzender Schmerzen in eine orthopädische Klinik kam. Die Untersuchung ergab eine osteoporotische Wirbelkörperfraktur in Höhe L4/L5. Der gebrochene Wirbelkörper war in den Rückenmarkskanal gekippt und hatte, wie in der MRT erkennbar, eine Kompression des Rückenmarks zur Folge. Zu diesem Zeitpunkt zeigte Marjorie noch keine Symptome eines Cauda-Equina-Syndroms (CES) (▶ Kapitel 5). Trotz ihres Alters fiel Marjorie aus allen Wolken als sie hörte, dass sie unter Osteoporose litt. Sie konnte sich nicht erinnern, in jüngeren Jahren aufgefordert worden zu sein, präventiv etwas für die Gesundheit ihrer Knochen zu tun. Obwohl Marjorie keine Symptome eines CES aufwies, war sie dennoch in einer Situation, die jederzeit zu einer Notoperation führen konnte. Schon vor Jahrzehnten war Marjorie Risikopatientin, aber damals lag dieses Notfallszenario noch in weiter Ferne. Bereits in ihrer Jugend und im frühen Erwachsenenalter hätte Marjorie Rat zur Gesunderhaltung ihrer Knochen benötigt.

Im Gesundheitswesen muss also noch viel passieren, damit Patienten wie Marjorie, die erst viele Jahre später zu Notfällen werden, erst gar nicht in eine solche Situation kommen. Osteoporose gilt oft als unvermeidliche Begleiterscheinung des Alterns (Gosch et al., 2014). Auch in dieser Hinsicht ist noch viel Aufklärungsarbeit nötig – möglicherweise eine spannende Aufgabe für Physiotherapeuten, die alle präventiven Behandlungsmöglichkeiten nutzen könnten, welche im Rahmen intensiver Forschungen bestätigt wurden (Bomback & Hanson, 2016). Wie bereits in der Einleitung dieses Buches angedeutet, wird so mancher Leser überrascht sein, in einem Werk über schwere und notfallmäßige Erkrankungen der Wirbelsäule gleich zwei Kapitel zur Osteoporose zu finden. Premkumar et al. (2018) jedoch konnten in einer Untersuchung von 9.940 Patientendiagnosen in einer Spezialeinrichtung für Wirbelsäulenchirurgie in den USA die Bedeutung der Osteoporose belegen. Das Team um Premkumar stellte fest, dass in den untersuchten Fällen die Fraktur eines Wirbelkörpers die am häufigsten auftretende Wirbelsäulenproblematik war (554 Fälle oder 5,6 %). Bei Bomback & Hanson (2016) wiederum lesen wir, dass durch Osteoporose Frakturen verursacht werden können, die in der Folge zu Schmerzen, Deformierungen, Behinderung, reduzierter Lebensqualität, Verlust der Unabhängigkeit, Heimunterbringung und sogar zum Tod führen können. In manchen Studien werden Frakturen, die durch ein minimales Trauma entstanden sind, sogar mit einem zwei- bis achtfach erhöhten Mortalitätsrisiko in Verbindung gebracht (Hartvigsen et al., 2018).

Osteoporose ist die beim Menschen am häufigsten auftretende Knochenerkrankung. Frauen sind deutlich häufiger betroffen als Männer (▶ Abb. 3.2).

Bedingt durch hormonelle Veränderungen, die mit der Menopause einhergehen, schreitet die Osteoporose bei Frauen viel schneller voran als bei Männern. Der postmenopausale Abbau von Knochensubstanz kann aufgrund des sinkenden Hormonspiegels bis zu 5 % pro Jahr betragen. Aus klinischer Sicht wichtig zu wissen ist, wann die Menopause eingetreten ist.

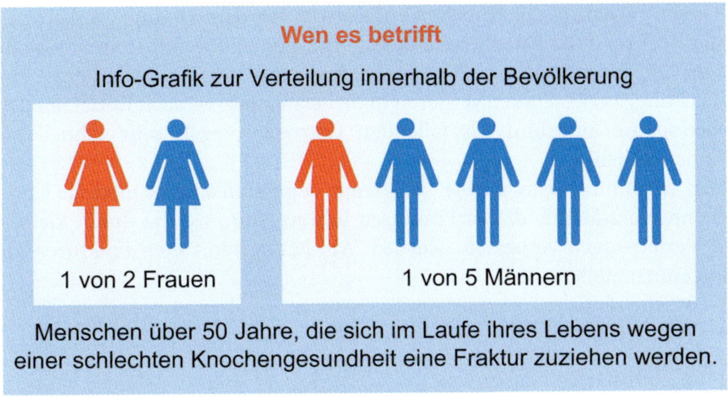

Abb. 3.2 Geschlechtsunterschiede bei osteoporotischen Frakturen (Abdruck mit freundlicher Genehmigung der National Osteoporosis Society 2015) [P829/L231]

Üblicherweise werden Frakturen circa 10–15 Jahre nach Einsetzen der Menopause zu einem klinischen Problem:

- Ab einem Alter von 50 Jahren erleidet jede zweite Frau eine Knochenfraktur.
- Bei den Männern hingegen ist das nur bei jedem fünften Mann der Fall.
- Jede fünfte Frau mit einer Fraktur hat bereits drei oder mehr Frakturen erlitten, bevor bei ihr Osteoporose diagnostiziert wird.

(National Osteoporosis Society, 2015)

Das Skelett ist der größte Kalziumspeicher des menschlichen Körpers. Das Knochenskelett hat fünf Hauptfunktionen. Es

- ist strukturgebend,
- ermöglicht Bewegung (Muskelansätze),
- unterstützt und schützt die wichtigen inneren Organe (Herz und Lunge),
- dient als Speicher für wichtige Mineralien,
- produziert Blutzellen.

Bei unzureichender Kalziumzufuhr wird das Mineral schnell aus dem Knochen resorbiert. Optimale Kalziumwerte im Blut sind für Kontraktion und Dilatation der Gefäße, für Muskelfunktion, Nervenleitung, intrazelluläre Signalübertragung und Hormonsekretion lebenswichtig (Ross et al., 2011). Typisches Schmerzverhalten und Coping-Strategien (z. B. fehlendes körperliches Training), Übergewicht, Rauchen und exzessiver Alkoholkonsum können nicht nur das Krebsrisiko, sondern auch das Risiko für Osteoporose erhöhen (Greenhalgh & Selfe, 2017).

Die *National Osteoporosis Foundation* unterstreicht immer wieder, wie wichtig intensive Forschung im Bereich der Knochengesundheit in der Kindheit und Jugend ist (Weaver et al., 2016). Die Kindheit charakterisiert sich durch sehr schnelles Knochenwachstum und schnelle Knochenheilung. Beide Prozesse verlangsamen sich mit zunehmendem Alter. Das

Längenwachstum der Knochen endet zwischen dem 16. und 18. Lebensjahr, während die Knochendichte bis etwa Ende 20 weiter steigt. Etwa ab dem 35. Lebensjahr setzt eine Verringerung der Knochendichte ein (Harding, 2017). Frauen verlieren in den ersten Jahren nach Einsetzen der Menopause aufgrund des fallenden Östrogenspiegels sehr schnell an Knochendichte.

Den Terminus „Osteoporose" kann man definieren als eine niedrige Knochenmineraldichte, die zu Frakturen führen kann, welche durch kleinste Verletzungen verursacht wurden. Am häufigsten treten Frakturen an folgenden Stellen auf:

- Wirbelsäule
- Handgelenk
- Hüfte
- Becken

(Gosch et al., 2014)

Osteoporose gilt als stille Epidemie und betrifft Millionen von Menschen weltweit. Wie bereits erwähnt, galt Osteoporose lange Zeit als unvermeidliche Begleiterscheinung eines hohen Alters.

Die Fortschritte in der nicht-invasiven Diagnostik und der medikamentösen Therapie haben die Behandlung der Osteoporose jedoch revolutioniert, sodass die Auffassung, sie sei ein unvermeidlicher Teil des Alterungsprozesses, nicht mehr gilt (Cooper & Harvey, 2012). Trotz ihrer weiten Verbreitung sind Wahrnehmung, Diagnostik und Umgang mit Osteoporose im Großen und Ganzen noch immer mangelhaft. Und trotz erheblicher Fortschritte in Diagnostik und Therapie in den letzten beiden Jahrzehnten bleiben die Auswirkungen der Osteoporose weltweit weitgehend unverändert. So werden sich die Kosten, die für die Behandlung der postmenopausalen Osteoporose aufgewendet werden müssen, bis 2050 schätzungsweise verdoppeln (Gosch et al., 2014). Ein kurzer Fortpflanzungszyklus als Folge einer späten Menarche und früher Menopause steht in direktem Zusammenhang mit einer niedrigen Knochenmineraldichte (Ito et al., 1995).

Für das Auftreten der Osteoporose gibt es zahlreiche Risikofaktoren (National Institute of Arthritis and Musculoskeletal and Skin Diseases, 2016; National Osteoporosis Foundation, 2017):

Risikofaktoren für die Entwicklung einer Osteoporose:

- Weibliches Geschlecht
- Lebensalter > 50 Jahre
- Geringes Körpergewicht/schlanke Statur
- Knochenbrüche oder Abnahme der Körpergröße
- Rauchen (kann zu geringer Knochendichte und zu einem erhöhten Frakturrisiko führen)
- Hoher Alkoholkonsum (> 4 Alkoholeinheiten[1] können das Risiko für Hüftfrakturen verdoppeln); das Risiko für Wirbel- und

Hüftfrakturen bei Männern ist deutlich erhöht, wenn Alkohol getrunken wird, besonders bei chronischem Alkoholkonsum
- Amenorrhoe (bei jungen Frauen mit kognitiven Beeinträchtigungen wird die Menstruation oft medikamentös unterbunden)
- Frühe Menopause (d. h. vor dem 45. Lebensjahr)
- Entzündliche Erkrankungen; z. B. rheumatoide Arthritis, Morbus Crohn und COPD
- Erkrankungen der hormonproduzierenden Drüsen, z. B. Schilddrüsenüberfunktion (Hyperthyreose) oder Nebenschilddrüsenüberfunktion (Hyperparathyreoidismus)
- Osteoporose in der Familiengeschichte, insbesondere aufgetretene Hüftfraktur bei einem Elternteil vor dem 75. Lebensjahr
- Langzeiteinnahme von Medikamenten, die die Knochendichte oder den Hormonstatus beeinflussen, z. B. Prednisolon
- Schlechte Ernährung mit zu wenig Kalzium, Vitamin D, Obst und Gemüse
- Zu viel Proteine, Natrium und Koffein
- Resorptionsstörungen
- Vitamin D-Mangel
- Inaktiver Lebensstil

[1]Anm. d. Redaktion: Eine Alkoholeinheit entspricht in Großbritannien 8 mg Ethanol, in Deutschland 10–12 mg Ethanol.

Faktoren, die den Vitamin D-Spiegel beeinflussen (Hagen 2011)

Sonnenlicht

Die Menge der Sonneneinstrahlung, die für eine gesunde Knochenmineraldichte nötig ist, ist von verschiedenen Variablen abhängig:
- Breitengrad
- Aufenthaltshöhe über dem Meeresspiegel
- Jahreszeit und Tag
- Wetter
- Umweltverschmutzung
- Alter
- Hautfarbe
- Kleidung
- Aktivität
- Sonnenexponierte Hautfläche
- Dunklere Haut reduziert die Vitamin D-Produktion durch Sonnenlicht
- Sonnencremes mit einem Schutzfaktor > 15 können die Vitamin D-Synthese komplett unterbinden

Nahrungsmittel

Nur wenige Arten von Nahrungsmitteln enthalten Vitamin D.

Nahrungsmittel können nur minimal zum Gesamt-Vitamin D-Spiegel beitragen (176 IE – 236 IE/Tag). In diesem Zusammenhang wichtige Nahrungsmittel sind

- Milch,
- Margarine sowie
- fetter Fisch.

Weitere Faktoren

- **Sehr hoher Körperfettanteil:** Adipöse Menschen haben eine geringere Vitamin D-Bioverfügbarkeit, weil Vitamin D im Körperfett gespeichert wird.
- **Koffein:** Vier Tassen Kaffee pro Tag erhöhen das Risiko für Hüftfrakturen bei Männern und Frauen.
- **Alkohol:** Regelmäßiger Konsum von drei Alkoholeinheiten/Standardgläsern.[2]
- **Natrium:** Viel Natrium erhöht die Kalziumausscheidung.
- **Rauchen:** Egal wie stark.

[2]Anm. d. Redaktion: In Großbritannien entspricht eine Alkoholeinheit/ein Standardglas 8 ml Ethanol, in Deutschland 10–12 ml Ethanol pro Tag.

Vitamin D ist für den Absorptionsprozess von Kalzium aus dem Verdauungssystem in die Blutbahn essenziell. Aus diesem Grund ist ein niedriger Vitamin D-Spiegel (siehe nachfolgend) ein Hauptfaktor für die Entstehung von Osteoporose.

Wie bei allen schweren Wirbelsäulenerkrankungen sind manche Red Flags gewichtiger als andere oder mit höheren Risiken behaftet. Eine Kombination verschiedener Faktoren jedoch erhöht das Risiko. Dieses Prinzip gilt auch für die Osteoporose. So mag es überraschen, dass Rauchen und exzessiver Alkoholkonsum relativ schwache Risikofaktoren sind, während frühere Frakturen oder speziell Hüftfrakturen in der Familie ein viel höheres Risiko in sich bergen (University of Sheffield, 2018). Wie bei allen schweren Erkrankungen ist in der Anamnese eine sorgfältige Erfassung aller Risikofaktoren erforderlich.

Osteoporose kann trotz fortschreitender Entwicklung über viele Jahre hinweg schmerzfrei bleiben. Überhaupt kann diese Erkrankung völlig symptomfrei verlaufen, bis tatsächlich ein Knochen bricht. Die Diagnose wird häufig erst gestellt, wenn eine kleinere Fraktur aufgetreten ist. Vermutlich wird selbst bei symptomatischen Beschwerden nur eine von drei Wirbelkörperfrakturen erkannt (International Osteoporosis Foundation, 2017). Dennoch kann vorbeugend viel gegen die Entstehung dieser Krankheit getan werden. Idealerweise sollte das Osteoporoserisiko erkannt werden, bevor eine Fraktur auftritt. Wir Physiotherapeuten spielen dabei eine wichtige Rolle – und zwar lange bevor die Krankheit zum Problem wird. Physiotherapeuten sollten in ihre Arbeit mit jüngeren Patienten und Klienten Gesundheitsinitiativen wie beispielsweise *„Making Every Contact Count (MECC)"* (National Health Service (NHS) Public Health England, 2016) einbinden, indem sie Teenagern und Klienten unter 25 Jahren entsprechende Ratschläge zu diesem Thema mit auf dem Weg geben, denn in diesem Alter ist die Knochendichte am höchsten (▶ Kapitel 4). Ebenso ist es unsere Pflicht, Patienten, die durch minimale Traumata Frakturen erlitten haben, an Experten zu verweisen, die die Gesundheit der Knochen verbessern können. Zunächst wird man wahrscheinlich den Allgemeinmediziner zu Rate ziehen, bei schwereren Fällen dann jedoch einen Knochenspezialisten oder auch einen Endokrinologen. Warum also jahrelang warten, bis der Notfall tatsächlich eintritt?

3.1 Die Diagnose einer Osteoporose

Erst wenn schwere Erkrankungen wie ein Myelom, Osteomalazie und Hyperparathyreoidismus ausgeschlossen werden konnten, sollte die Diagnose der Osteoporose bestätigt werden (siehe nachfolgend).

MYELOM, OSTEOMALAZIE UND HYPERPARATHYREOIDISMUS: ANZEICHEN UND SYMPTOME

Myelom

Die häufigsten Anzeichen und Symptome des multiplen Myeloms sind (The Health line.com, 2018):
- Müdigkeit, Abgeschlagenheit
- Knochenschmerzen
- Nierenprobleme
- Blutarmut
- Erhöhte Infektanfälligkeit

Weitere Anzeichen und Symptome des multiplen Myeloms sind:

- Übelkeit
- Gewichtsverlust
- Obstipation
- Appetitlosigkeit
- Schwäche oder Gefühlsverlust in den Beinen
- Wassereinlagerungen in den Beinen
- Starkes Durstgefühl
- Häufiger Harndrang
- Schwindel
- Verwirrtheit
- Schmerzen, speziell im Rücken oder Abdomen

Osteomalazie

(Mayo Clinic, 2017)

Dumpfer, drückender Knochenschmerz

- im unteren Rückenbereich,

- im Becken,
- in den Hüften,
- in den Beinen und den
- Rippen.

Die Schmerzen können nachts oder bei Druck auf den Knochen stärker sein. Selten verschwinden die Schmerzen in Ruhe vollständig.

Muskelschwäche:

- Ein verminderter Muskeltonus kann zu einem „Watschelgang" führen und das Gehen langsamer und schwieriger gestalten.

Hyperparathyreoidismus

(BMJ Best Practice, 2018)

Die wichtigsten diagnostischen Faktoren:

- Hyperparathyreoidismus in der Familienanamnese oder Faktoren, die auf eine Hyperkaliämie hinweisen
- Nephrolithiasis (Nierensteine)
- Bestätigte Osteoporose oder Osteopenie

Weitere diagnostische Faktoren:

- Knochenschmerz
- Schlafstörungen
- Fatigue
- Angst

Risikofaktoren:

- Strahlentherapie im Bereich von Kopf und Nacken
- Weibliches Geschlecht
- Alter zwischen 50 und 60 Jahren
- Primärer Hyperparathyreoidismus in der Familienanamnese

Die Weltgesundheitsorganisation (WHO) definiert Osteoporose anhand der Knochendichte. Üblicherweise wird Osteoporose mit Hilfe eines DXA-Scans (Dual Energy X-Ray Absorptiometry; Dual-Röntgen-Absorptiometrie) diagnostiziert, bevor eine Fraktur auftritt. Diese Untersuchung hilft, das Risiko einer durch eine kleinere Verletzung ausgelösten Fraktur einzuschätzen. Der DXA-Scan ist eine kurze, schmerzfreie Untersuchung mit niedrigerer Strahlendosis als bei herkömmlichen Röntgenaufnahmen (NHS Choices, 2016). Die Strahlenbelastung entspricht in etwa der eines eintägigen Aufenthalts in der Sonne (Arthritis Research UK, 2018). Der DXA-Scan liefert eine Reihe von Ergebnissen, die über Knochengesundheit und Frakturrisiko Auskunft geben (Osteopenia and Osteoporosis Treatment and Cures; National Osteoporosis Foundation, 2017):

- Knochendichte,
- T-Score: Knochendichte im Vergleich zur höchsten Knochendichte junger gesunder Frauen (in der dritten Lebensdekade),
- Z-Score: Knochendichte im Vergleich zu Gleichaltrigen.

Tab. 3.1 WHO-Definitionen der Knochenmineraldichte basierend auf DXA-Scans von Hüfte, Wirbelsäule und Unterarm. Diese Kriterien gelten nur für weiße, postmenopausale Frauen (4boneshealth, 2018)

Definition	Kriterien
Normal	Zwischen +1 und -1 SD
Osteopenie (verminderte Knochendichte/Vorstufe einer Osteoporose)	Zwischen -1 und -2,5 SD unterhalb der Norm junger Erwachsener
Osteoporose	≥ -2,5 SD unterhalb der Norm junger Erwachsener
Schwere Osteoporose	≥ -2,5 SD UND bereits erlittene osteoporotische Fraktur/-en

DXA = Dual Energy X-Ray Absorptiometry; SD = Standardabweichung; WHO = World Health Organization

3

Gemäß WHO liegt eine Osteoporose vor, wenn der per DXA-Scan ermittelte Wert mindestens 2,5 Standardabweichungen unter dem vergleichbaren Durchschnitt liegt. In diesem Fall besteht Handlungsbedarf (▶ Tab. 3.1). Die meisten osteoporotischen Frakturen treten tatsächlich bei einem T-Score zwischen -1 und -2,5 auf.

Auf der Basis nationaler beziehungsweise lokaler Empfehlungen oder anhand der Identifizierung von Risikofaktoren sollte die Knochengesundheit untersucht werden, um Osteoporose anhand der Knochendichte diagnostizieren zu können (National Osteoporosis Guideline Group (NOGG), 2014).

Nicht immer kommen bei identischen Diagnosen dieselben Therapie zum Einsatz. Dafür gibt es die unterschiedlichsten Gründe (National Institute for Health and Care Excellence (NICE), 2012). So ist beispielsweise das Risiko für eine Fraktur altersabhängig, auch wenn ein identischer T-Score vorliegt.

Die britische NOGG (*National Osteoporosis Guideline Group*) hat zu dieser Thematik detaillierte Leitlinien erarbeitet. Zudem gibt sie Empfehlungen, welche Untersuchungen in Betracht gezogen werden sollten (NOGG, 2014):

VON DER NOGG (2014) EMPFOHLENE ROUTINEUNTERSUCHUNGEN IM RAHMEN DER OSTEOPOROSEDIAGNOSTIK:

- Subjektive und objektive Untersuchung
- Großes Blutbild, Blutsenkungsgeschwindigkeit oder C-reaktives Protein, Serumkalzium, Albumin, Kreatinin, Phosphat, Alkaliphosphat, Lebertransaminasen
- Schilddrüsenfunktionstest
- DXA

WEITERE VON DER NOGG (2014) EMPFOHLENE UNTERSUCHUNGEN - DIESE UND WEITERE TESTS WERDEN MEIST VON SPEZIALISTEN DURCHGEFÜHRT:

- Laterales Röntgenbild von LWS und BWS
- Immunelektrophorese und Bence-Jones-Protein 25 (OH)D im Urin (25-Hydroxy-Cholecalciferol oder 25-Hydroxy-Vitamin D = eine Vorstufe von Vitamin D, die in der Leber durch Hydroxylierung von Vitamin D3 produziert wird)
- PTH (Nebenschilddrüsenhormon)
- Testosteronspiegel (Serum)
- Prolaktinspiegel (Serum)
- Cortisol-/Dexamethason-Hemmtest im 24-Stunden-Urin
- Endomysium- und/oder Gewebstransglutaminase-Antikörper (Zöliakie)
- Knochenszintigramm
- Knochenumsatzmarker
- Kalziumausscheidung im Urin

Tab. 3.2 Methoden zur Bestimmung des Frakturrisikos

FRAX (Altersgruppe: 40–90 Jahre)	Berechnet das absolute 10-Jahres-Risiko für eine osteoporotische Fraktur. Die Dateninterpretation bei über 80-Jährigen muss mit Vorsicht erfolgen, da kurzfristige Risiken unterschätzt werden können.
DXA	Wenn die ermittelte Knochendichte Anlass zu weitergehenden Maßnahmen gibt.

DXA = Dual Energy X-Ray-Absorptiometry; FRAX = Fracture Risk Assessment Tool

Untersuchungen zur Knochengesundheit nutzen häufig Methoden wie das Fracture Risk Assessment Tool (FRAX) (University of Sheffield, 2018) und den DXA-Scan. Das FRAX-Tool kann klären, ob ein DXA-Scan notwendig ist. Alternativ kann man mit dem FRAX-Tool und dem T-Wert der Knochendichte des Schenkelhalses aus dem DXA-Scan das Frakturrisiko berechnen (▶ Tab. 3.2).

Wie bei den meisten Krankheiten gibt es auch hier eine Vielzahl falscher Fährten oder Komorbiditäten, die mit einer verminderten Knochendichte in Verbindung gebracht werden, aber tatsächlich auch zu Osteoporose führen können. Kliniker müssen also stets wachsam sein.

FALSCHE FÄHRTEN UND KOMORBIDITÄTEN, DIE MIT VERMINDERTER KNOCHENDICHTE EINHERGEHEN (HAGEN 2011)

Komorbiditäten mit Einfluss auf die Knochendichte:

- Rheumatische Arthritis, Lupus, Vaskulitis

- Chronische Unterernährung oder Malabsorption: Zöliakie
- Morbus Crohn
- Asthma, COPD
- Chronische Lebererkrankung
- Chronisches Nierenversagen
- Endokrinologische Erkrankungen, insbesondere Morbus Cushing, primärer Hyperparathyreoidismus, Hyperthyreose, Hypogonadismus, Diabetes mellitus Typ 1
- Organtransplantation
- Menopause vor dem 45. Lebensjahr
- Anorexie/Amenorrhoe
- Neurologisch-degenerative Erkrankungen: Multiple Sklerose, Parkinson
- Chronisch-entzündliche Erkrankungen (z. B. entzündliche Darmerkrankung)

Medikamente mit Einfluss auf die Knochendichte:

- Schilddrüsenhormone
- Warfarin
- Heparin
- Glukokortikoid-Einnahme > 3 Monate im vergangenen Jahr (äquivalente Prednisolon-Dosis > 7,5 mg)
- Androgendeprivationstherapie
- Zytotoxische Medikamente (z. B. Methotrexat)
- Lithium
- Protonenpumpenhemmer
- Antiepileptika
- Medroxyprogesteronacetat
- Selektive Serotonin-Wiederaufnahme-Hemmer
- Chemotherapeutika bei Krebserkrankungen
- Thiazolidinedione

3.2 Frakturrisiko

Das Risiko einer osteoporotischen Fraktur sollte nicht unterschätzt werden. Im Jahr 2000 traten ca. 9 Millionen osteoporotische Frakturen auf (International Osteoporosis Foundation, 2017). Am häufigsten sind Frakturen

- des Handgelenks (1,7 Millionen),
- der Hüfte (1,6 Millionen) und
- der Wirbelkörper (1,4 Millionen).

Angesichts einer steigenden Lebenserwartung geht man davon aus, dass sich die Zahl osteoporotischer Knochenbrüche in den nächsten Jahrzehnten verdoppeln oder gar verdreifachen wird (International Osteoporosis Foundation, 2017). Insbesondere Hüftfrakturen haben einen signifikanten Einfluss auf die Mortalität.

Kanis et al. (2012) berichten, dass das Risiko, in den folgenden 10 Jahren eine osteoporosebedingte Hüftfraktur zu erleiden, im internationalen Vergleich erheblich schwankt (▶ Tab. 3.3).

Tab. 3.3 Internationale Unterschiede hinsichtlich des Risikos von Hüftfrakturen (Kanis et al., 2012)

Hochrisikoländer/-regionen	
Nordwesteuropa Island Irland Finnland Dänemark Schweden Norwegen *Osteuropa* Russische Föderation	*Mittel- und Südeuropa* Belgien Deutschland Österreich Schweiz Griechenland Tschechien Slowakei Iran Kuweit Oman
Ozeanien	China
Indien	Argentinien
Nordamerika	
Länder/Regionen mit geringerem Risiko	
Lateinamerika ohne Argentinien	Afrika
Saudi-Arabien	Iberische Halbinsel
Indonesien	Thailand

Warum aber ist das Frakturrisiko im internationalen Vergleich so unterschiedlich hoch? Eine eindeutige Antwort auf diese Frage gibt es nicht. Entscheidend sind vermutlich Umwelt- und nicht genetische Faktoren (Kanis et al., 2012). Diese Annahme bestätigt sich, wenn man das Frakturrisiko in der Bevölkerung mit Migrationshintergrund näher untersucht. In den USA lebende Afroamerikaner haben beispielsweise ein geringeres Frakturrisiko als Kaukasier, die Häufigkeit von Hüftfrakturen bei Schwarzen in den USA ist jedoch viel höher als in der schwarzen Bevölkerung Afrikas. Ähnliche Muster zeigen sich in der japanischen Bevölkerung auf Hawaii und in der chinesischen Bevölkerung Hongkongs und Singapurs im Vergleich zur Bevölkerung Festlandchinas. Einer der wichtigsten Umweltfaktoren scheint die Kalziumzufuhr zu sein. Paradoxerweise besteht ein höheres Hüftfrakturrisiko in Ländern mit hohem Kalziumkonsum (Kanis et al., 2012) (▶ Tab. 3.3.). Die alters- und geschlechtsspezifische Häufigkeit von Frakturen verändert sich weltweit. Studien in der westlichen Bevölkerung zeigen einen generellen Anstieg der Hüftfrakturinzidenz in der zweiten Hälfte des 20. Jahrhunderts, zu Beginn des 21. Jahrhunderts jedoch stabilisierten sich oder sanken diese Zahlen in einigen Regionen sogar. In anderen Ländern (z. B. Japan, China, Türkei und Mexiko) steigen die Zahlen altersbedingter Hüftfrakturen weiter an (Kanis et al., 2012).

Nachfolgend gelistete klinische Merkmale erhöhen (+) bzw. senken (-) die Wahrscheinlichkeit von Wirbelkörperfrakturen:

- Alter > 50 Jahre – Wahrscheinlichkeitsquotient (Likelihood Ratio) LR + = 2,2;
  LR - = 0,37
- weibliches Geschlecht – LR + = 2,3, LR - = 0,67
- schweres Trauma – LR + = 12,8, LR - = 0,37
- Schmerz und Druckempfindlichkeit – LR + = 6,7, LR - = 0,44
- eine störende schmerzhafte Verletzung – LR + = 1,7, LR - = 0,78

Der in 2008 entwickelte FRAX-Rechner wird heute weltweit zur Risikoberechnung von osteoporosebedingten Frakturen eingesetzt. Dieses Assessment-Tool wurde auf der Grundlage einer internationalen Datenerhebung entwickelt, in der in Summe mehr als eine Million Jahre Patienten-Follow-ups enthalten sind. Der Algorithmus ermöglicht die Identifizierung osteoporosegefährdeter Personen in der Grundversorgung und berechnet auf der Basis von elf Risikofaktoren und der Knochendichte das Risiko, in den folgenden 10 Jahren eine osteoporosebedingte Fraktur zu erleiden. Selbst in Ländern, in denen keine geeignete Bildgebung zur Verfügung steht, ist das Tool einsetzbar. Es ist online und in vielen Sprachen verfügbar (University of Sheffield, 2018). Die aktuelle FRAX-Version berücksichtigt jedoch nicht die Sturzneigung, die ein wichtiger Risikofaktor für Frakturen ist.

Kanadische Leitlinien empfehlen, alle Personen über 50 Jahre hinsichtlich ihres Risikos für Fragilitätsfrakturen zu testen (Whelan et al., 2011). In Großbritannien hat sich das *National Institute for Health and Care Excellence* (NICE, 2012) jedoch für einen anderen Ansatz entschieden: Es sei nicht angemessen, Personen wahllos auf Risikofaktoren zu untersuchen (siehe nachfolgend). Stattdessen sollte klinisches und hypothetisch-deduktives Denken den Kliniker zu notwendigen weiteren Untersuchungen leiten.

OSTEOPOROSE: RISIKO FÜR FRAGILITÄTSFRAKTUREN (NICE, 2012)

I. Eine Einschätzung des Frakturrisikos empfiehlt sich

- bei allen Frauen über 65 Jahren und bei allen Männern über 75 Jahren,
- bei allen Frauen unter 65 Jahren und allen Männern unter 75 Jahren, wenn spezifische Risikofaktoren vorliegen, z. B.
  - bereits vorangegangene Fragilitätsfrakturen,
  - häufige Einnahme oraler oder systemischer Glukokortikoide (aktuell oder in jüngerer Vergangenheit),
  - Stürze in der Anamnese,
  - Hüftfrakturen in der Familiengeschichte,
  - sonstige Ursachen für sekundäre Osteoporose,
  - niedriger Body Mass Index (BMI) (< 18,5 kg/m²),
  - Rauchen,
  - Alkoholkonsum von mehr als 14 Alkoholeinheiten[3] pro Woche bei Frauen und mehr als 21 Alkoholeinheiten pro Woche bei Männern.

II. Untersuchen Sie Menschen unter 50 Jahren nicht automatisch auf ihr Frakturrisiko, es sein denn, es liegen schwerwiegende Risikofaktoren vor, z. B.

- häufige Einnahme oraler oder systemischer Glukokortikoide (aktuell oder in der jüngeren Vergangenheit),
- unbehandelte vorzeitige Menopause,
- bereits erlittene Fragilitätsfraktur.

[3]Anm. d. Redaktion: Eine Alkoholeinheit entspricht in Großbritannien 8 mg Ethanol, in Deutschland 10–12 mg Ethanol.

Eine Vielzahl internationaler Leitlinien zum Management der Osteoporose unterstützen in der Praxis, damit die Behandlung maßgeschneidert in der lokalen Bevölkerung durchgeführt werden kann. Wie Risiko-Assessment und klinische Behandlungspfade aussehen können, zeigt ▶ Abb. 3.3 (beispielhaft dargestellt anhand einer Stadt im Nordwesten Englands). Beachten Sie besonders, dass das Osteoporose-Management bereits mit Ratschlägen zur Knochengesundheit beginnt, und zwar zu einem Zeitpunkt, wo die Risiken noch sehr gering sind und noch keine Notfallsituation in Sicht ist.

Fallbeispiel

Marjorie

Bevor wir uns im nächsten Kapitel der Behandlung der Osteoporose zuwenden, kehren wir noch einmal zurück zu Marjorie, deren Fall wir zu Beginn dieses Kapitels vorgestellt haben. Sie erinnern sich, dass Marjorie in jungen Jahren niemals Ratschläge zur Gesunderhaltung ihrer Knochen erhalten hatte. Heute jedoch ist sie mit einer Notfallsituation konfrontiert. Blicken wir zurück ins Jahr 1962. Marjorie war damals 20 Jahre alt. Sie war eine belesene junge Frau, die sich sehr für Mode interessierte und wenig Lust auf Bewegung hatte. Wie viele junge Frauen ihres Alters achtete Marjorie auf ihr Gewicht und mied die Sonne, da damals ein heller Teint angesagt war. Marjorie genoss die Abende mit ihren Freunden im Pub, wo alle rauchten und tranken. Wenn Sie heute diese Geschichte hören, dann denken Sie sicherlich sofort, dass Marjorie mit einem hohen Osteoporose-Risiko belastet sein muss. Im nun folgenden Kapitel erhalten Sie wertvolle Tipps und Strategien, die Sie in die Lage versetzen sollten, die „nächste junge Marjorie", die in Ihre Praxis kommt, sinnvoll hinsichtlich ihrer Knochengesundheit zu beraten.

Osteoporose-/Frakturrisiko – Assessment & Behandlungspfad

Jeder Patient mit einer Fragilitätsfraktur sollte als Hochrisikopatient eingestuft werden

Folgende Patienten haben ein erhöhtes Osteoporoserisiko:
- Frauen ≥ 65 Jahre
- Männer ≥ 75 Jahre
- BMI < 18,5 kg/m²
- Einnahme von Steroiden länger als 3 Monate

Über 50-Jährige
- Orale Einnahme von Steroiden
- Vorgeschichte von Hüftfrakturen bei den Eltern
- Rauchen oder hoher Alkoholkonsum

Unter 50-Jährige
- Unbehandelte Menopause

↓

Wenn Sie über die Risiken Bescheid wissen müssen, so können Sie den FRAX-Score über die folgende Web-Adresse ermitteln: https://www.sheffield.ac.uk/FRAX/tool.jsp

↓

10-Jahres-Wahrscheinlichkeit für das Erleiden einer schwerwiegenden osteoporotischen Fraktur (%)

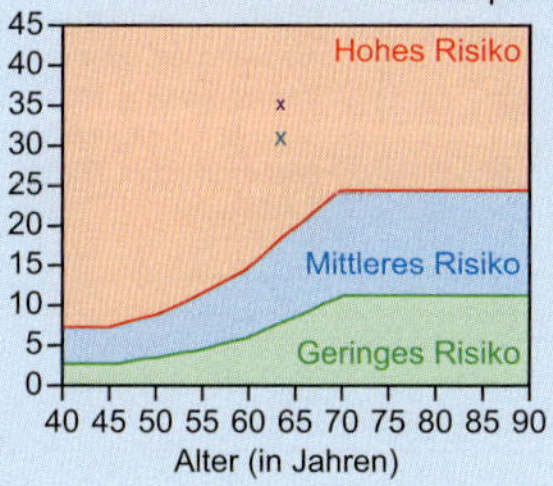

□ **Behandlung**
□ Knochendichte-Messung
□ Lebensstilberatung und bestehende Ängste zerstreuen

Ist eine Behandlung angezeigt, dann klicken Sie für weitergehende Informationen auf den Button „Behandlung" (oben).

Tägliche Prednisolon-Dosis (oder Äquivalent)

x ≥ 7,5 mg/Tag   x 2,5–7,5 mg/Tag

Abb. 3.3 *(Fortsetzung s. nächste Seite)* Beispiel eines Osteoporose-/Fraktur-Risiko-Assessments und Behandlungspfads. BMD (Knochendichte), BMI (Body Mass Index), CRP (C-reaktives Protein), DXA (= Dual Energy X-Ray-Absorptiometry), ESR (Erythrozytensedimentationsrate), FBC (großes Blutbild), FRAX (fracture risk assessment tool), LFT (Leberfunktionstest), PPI (Protonenpumpenhemmer), PTH (Parathormon), SSRI (selektive Serotonin-Wiederaufnahmehemmer), TFT (Schilddrüsenfunktionstest), U&E (Harnstoff und Elektrolyte) [P829/L231]

Geringes Risiko
für Fragilitätsfrakturen

Lebensstilberatung:
- Rauchen einstellen
- Alkoholkonsum reduzieren (< 3 Alkoholeinheiten/Tag)
- Regelmäßiges Krafttraining
- Adäquate Kalzium- und Vitamin D-Aufnahme im Zuge einer ausgewogenen **Ernährung** (Fakten zur Ernährung bei Osteoporose)

Mittleres Risiko
für Fragilitätsfrakturen (evtl. DXA-Scan & erneute FRAX-Bestimmung)

Behandlung, wenn bei dem Patienten einer der folgenden Risikofaktoren vorliegt:
- lebt in einem Pflegeheim
- kann das Haus nicht verlassen

oder Patient nimmt Medikamente ein, die das Osteoporoserisiko erhöhen:
- Letrozol
- SSRI (z.B. Sertralin)
- PPI (z.B. Omeprazol)
- HIV-Behandlung
- Pioglitazon

Keine weiteren Risikofaktoren

Weitere Risikofaktoren

Hohes Risiko
für Fragilitätsfrakturen (evtl. DXA-Scan und Überweisung in eine Spezialklinik, wenn Osteoporose T-Score < –3,5)

Ausschluss sekundärer Ursachen für den Knochenschwund und Ausschluss einer primären Osteoporose. Davon ist nur auszugehen, wenn die folgenden Werte normal sind: Kalzium, ESR, FBC, U&E, TFT, LFT, PTH, CRP

Behandlung:
- Beratung hinsichtlich eines gesunden Lebensstils
- Adäquate Kalzium und Vitamin D-Aufnahme über die Nahrung oder Verschreibung von Calci-D 1 × täglich
- Alendronsäure 70mg/ 1 × Woche

Bevor der Patient mit der Einnahme von Bisphosphonaten beginnt, müssen etwaige wichtige Zahnbehandlungen abgeschlossen sein (wegen des erhöhten Osteonekrose-Risikos bei Bisphosphonat-Einnahme)

Überprüfen Sie die Behandlung alle 5 Jahre (erneute Ermittlung des DXA-Scores und FRAX-Assessment) und ERWÄGEN Sie:

2-jährige Behandlungspause, wenn:
- keine Fraktur während der Behandlung und
- FRAX-Assessment unterhalb der Behandlungsschwelle und
- T-Score besser als –2,5

Wiederholung DXA & FRAX in 1,5–3 Jahren

Weiterführung einer längerfristigen Behandlung:
- Erneute Frakturen während der Behandlung oder
- Patient älter als 75 Jahre (v.a., wenn bereits mehrere Frakturen in der Vergangenheit aufgetreten sind)
- vorangegangene Hüftfraktur (v.a., wenn auch eine andere Fragilitätsfraktur aufgetreten ist)
- Prednisolon-Dosis > 7mg/Tag (zumindest bis zum Absetzen des Steroids)

Überweisung in eine Spezialklinik, wenn die Knochendichte sich weiter verringert hat oder der Patient während der Behandlung zwei oder mehr Frakturen erlitten hat

Abb. 3.3 *(Forts.)* Beispiel eines Osteoporose-/Fraktur-Risiko-Assessments und Behandlungspfads [P829/L231]

Literatur

4bone health. Criteria for diagnosing osteoporosis. 2018. http://www.4bonehealth.org/education/world-health-organization-criteria-diagnosis-osteoporosis/.

Arthritis Research UK. 2018. https://www.arthritisresearchuk.org/arthritis-information/conditions/osteoporosis/diagnosis.aspx.

BMJ Best Practice. Primary hyperparathyroidism. 2018. http://bestpractice.bmj.com/topics/en-gb/133.

Bolton CCG. (2018) Osteoporosis Pathway 2018. Authors: Medicines Optimisation & Dept of Rheumatology Review date: February 2021.

Bombak A, Hanson H. Qualitative insights from the osteoporosis re- search: a narrative review of the literature. J Osteoporos. 2016. www.ncbi.nlm.nih.gov.

Cooper C, Harvey N. (2012). BMJ 2012; 344: e4191.

Gosch M, Kammerlander C, Nicholas J. Treatment of osteoporosis in older adults. Panminerva Med. 2014; 56(2):133–143. E pub.

Greenhalgh S, Selfe J. Screen for red flags first: don't take the bio out of biopsychosocial. In: Porter S, ed. Psychologically Informed Physiotherapy. Elsevier; 2017.

Hagen S. Osteoporosis: Nutrition and lifestyle. Canadian Pharmacist Journal. 2011. Available on: http://journals.sagepub.com/doi/abs/10.3821/1913-701X-144.SUPPL1.S14.

Harding M. Osteoporosis. 2017. https://patient.info/health/osteoporosis-leaflet.

Hartvigsen J, Hancock M, Kongsted A, et al. Low back pain 1: what low back pain is and why we need to pay attention. Lancet Low Back Pain Series Working Group. Lancet. 2018. https://doi.org/10.1016/s0140-6736(18)30480-X.

Henschke N, Maher CG, Refshauge KM. A systematic review identifies five "red flags" to screen for vertebral fracture in patients with low back pain. J Clin Epidemiol. 2008; 61(2):110–118.

International Osteoporosis Foundation. Facts and Statistics; 2017.
https://www.iofbonehealth.org/facts-statistics.

Ito M, Yamad M, Hayashi K, et al. Relation of early menarche to high bone mineral density. Calcif Tissue Int. 1995; 57(1):11–14.

Kanis JA, Odén A, McCloskey EV, et al. A systematic review of hip fracture incidence and probability of fracture worldwide. Osteoporos Int. 2012; 23(9): 2239–2256.

Mayo Clinic. Osteomalacia. Symptoms and Causes. 2017. https://www.mayoclinic.org/diseases-conditions/osteomalacia/symptoms-causes/syc-20355514.

National Institute of Arthritis and Musculoskeletal and Skin Diseases. Osteoporosis. 2016. https://www.niams.nih.gov/health-topics/osteoporosis#tab-causes.

National Osteoporosis Foundation. Bone Density Exam/testing; 2017. https://www.nof.org/patients/diagnosis-information/bone-density-examtesting/.

National Osteoporosis Guideline Group (NOGG). Guideline for the diagnosis and management of osteoporosis in postmenopausal women and men from the age of 50 years in the UK. 2014. https://www.sheffield.ac.uk/NOGG/NOGG%20Guideline%202017.pdf.

National Osteoporosis Society. The Osteoporosis Agenda England. 2015.
Available at: https://theros.org.uk/media/1959/agenda-for-osteoporosis-england-final.pdf.

National Osteoporosis Society. Are you at risk? 2018. Available on: https://www.nof.org/preventing-fractures/general-facts/bone-basics/are-you-at-risk/.

NHS Choices. DEXA (DXA) scan. 2016. https://www.nhs.uk/conditions/DEXA-scan/.

NHS Public Health England. Making Every Contact Count (MECC): Consensus statement Produced by Public Health England. NHS England and Health Education England, April 2016; 2016.

NICE. Osteoporosis: assessing the risk of fragility fracture (CG146). 2012. https://www.nice.org.uk/guidance/cg146/chapter/1-Guidance.

Osteopenia and Osteoporosis Treatments and Cures. Understanding your DEXA scan results. http://www.osteopenia3.com/dexascan.html.

Premkumar A, Godfrey W, Gottschalk M, Boden S. Red flags for low back pain are not always really red. J Bone Joint Surg Am. 2018; 100:368–374.
Ross AC, Taylor CL, Yaktine AL, et al. Institute of Medicine (US) Committee to Review Dietary Reference Intakes for Vitamin D and Calcium. Washington (DC): National Academies Press (US); 2011.
The Health line.com. Signs and Symptoms of Multiple Myeloma. 2018. https://www.healthline.com/health/cancer/multiple-myeloma-signs-symptoms#symptoms.
University of Sheffield. FRAX® Fracture Risk Assessment Tool. 2018. http://www.shef.ac.uk/FRAX/.
Weaver C, Gordon C, Janz K, et al. The National Osteoporosis Foundation's position statement on peak bone mass development and lifestyle factors: a systematic review and implementation recommendations. Osteoporos Int. 2016; 144: S4–S4. Available at: https://www.ncbi.nlm.nih.gov/pmc/articles/PMC4791473/.
Whelan A. Osteoporosis care gap: an opportunity for primary health care practitioners. Osteoporosis In Primary Care. Canadian Pharmacist Journal; 2011.

4 Osteoporose: Konsequenzen und Behandlung

Der Schwerpunkt dieses Kapitels liegt stärker auf der Prävention (um jenen Menschen wie der jungen Marjorie (▶ Kap. 3) zu helfen) als auf der komplexen Versorgung einer fortgeschrittenen Osteoporose (wie im Falle der älteren Marjorie). Die ältere Patientengruppe überlassen wir lieber den Spezialisten für Knochengesundheit. Physiotherapeuten spielen in der Prävention der Osteoporose in vielerlei Hinsicht eine entscheidende Rolle, denn sie können verhindern, dass sich in späteren Jahren eine Notfallsituation entwickelt.

Um die Folgen der Osteoporose abzuschwächen, hat die National Osteoporosis Foundation (2014) allgemein gültige Empfehlungen für die Gesundheitsberatung erarbeitet. Hier eine kleine Auswahl:

- Aufklärung über das Osteoporoserisiko und die damit verbundenen Folgen
- Ernährungsberatung mit Hinweis auf eine ausreichende Kalzium- und Vitamin D-Zufuhr sowie Empfehlung von Nahrungsergänzungsmitteln, falls die herkömmliche Ernährung unausgewogen ist
- Empfehlung eines regelmäßigen Krafttrainings zum Muskelaufbau, um Kraft, Haltung und Gleichgewicht zu verbessern; dies wiederum reduziert das Sturz- und Frakturrisiko und dient dem Erhalt oder der Verbesserung der Knochenfestigkeit
- Einschätzung des Sturzrisikos und Tipps zur besseren Alltagsbewältigung (z. B. Beurteilung der Sicherheit des häuslichen Umfelds oder Empfehlung von Gleichgewichtsübungen)
- Anleitung zur Raucherentwöhnung und zur Reduzierung des Alkoholkonsums

Diese allgemeinen Empfehlungen passen gut in das Konzept von „*Making Every Contact Count*" (MECC), einer Initiative des Gesundheitswesens, die in Großbritannien gefördert wird (National Health Service (NHS), 2016). Das MECC-Konzept wurde 2016 ins Leben gerufen. Ziel ist es, Menschen dabei zu unterstützen, positive Veränderungen bezüglich ihrer körperlichen und psychischen Gesundheit und ihres Wohlbefindens einzuleiten und gute Vorsätze umzusetzen. Die Initiative fördert die Vermittlung von verständlichen und eingänglichen Informationen über einen gesunden Lebensstil und versetzt den Menschen in die Lage, sich um die eigene Gesundheit zu kümmern. Das MECC-Konzept möchte dazu beitragen, dass Patienten im Rahmen von Gesundheitschecks und Routineuntersuchungen die Möglichkeit erhalten, Fragen zu stellen oder relevante Gesundheitsthemen zu adressieren. Die MECC-Interaktionen dauern oft nur wenige Minuten und sollen die Arbeitsbelastung des Gesundheitspersonals nicht zusätzlich erhöhen. Sie sollen vielmehr bereits

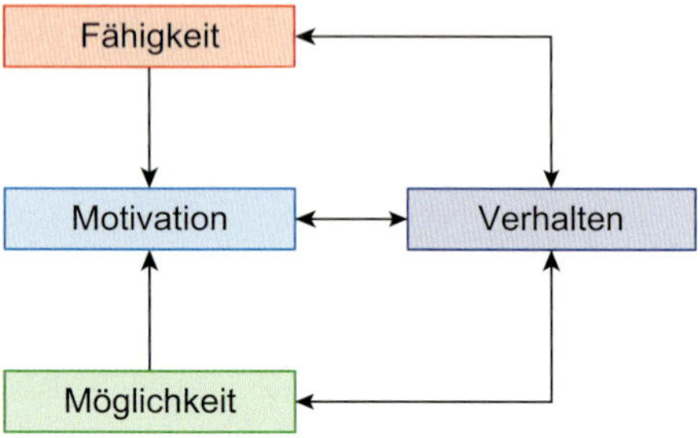

Abb. 4.1 COM-B Modell; adaptiert nach Michie et al. (2011) [P829/L231]

bestehende klinische Ansätze vervollständigen. In Großbritannien werden Physiotherapeuten ermutigt, das MECC-Konzept zu verinnerlichen und Patienten dabei zu unterstützen, gesündere Entscheidungen zu treffen, um damit eine positive, langfristige Verhaltensänderung zu erreichen, anstatt sich ausschließlich auf das aktuelle Gesundheitsproblem zu konzentrieren. Wenn ein Physiotherapeut sich dafür entscheidet, diese erweiterte Rolle innerhalb des Gesundheitswesens zu übernehmen und einen Patienten zur Änderung seines Verhaltens anzuleiten, so sollte dieser Patient nach Michie et al. (2011) Folgendes dazu mitbringen:

- Fähigkeit (sowohl physisch als auch psychisch)
- Möglichkeit (physisch, z. B. Platz, Ausrüstung, Zeit etc., und auch im sozialen Kontext (innerhalb der Familie oder des persönlichen Umfelds))
- Motivation (Einsicht und Wahrnehmung positiver Entwicklungen sowie das Verlangen, negative Gewohnheiten abzulegen) (▶ Abb. 4.1)

Da dies ein relativ neuer Ansatz in der physiotherapeutischen Praxis ist, werden diese drei Aspekte (Fähigkeit, Möglichkeit und Motivation) im Rahmen der Konsultation noch nicht immer systematisch adressiert. Deshalb ist es denkbar, dass Physiotherapeuten, denen wohl eine Schlüsselfunktion in der Gesundheitsberatung zukommt, die positiven Möglichkeiten des MECC-Ansatzes noch nicht ausreichend ausschöpfen (Michie et al., 2011).

4.1 Osteoporotische Frakturen

Die Sturzrisikofaktoren nach Hagan, 2011:

- Biologische Faktoren – Probleme mit der Körperbalance, die zu Gangveränderungen führen, vermindertes Seh- und Hörvermögen, Erkrankungen
- Arzneimittelanzahl – vier oder mehr Medikamente (Multimedikation) und Nebenwirkungen

- Umweltfaktoren – Gefahren in der Umgebung
- Sozio-ökonomische Faktoren – alleinstehend, Isolation, fehlende Unterstützung durch Angehörige
- Verhaltensfaktoren – Vermeidungsverhalten, exzessiver Alkoholkonsum, Kleidung, Gehhilfen

Frakturen und ihre Komplikationen sind häufige klinische Folgen der Osteoporose. In den USA gehen jährlich 2 Millionen Frakturen auf das Konto der Osteoporose, was zu mehr als 432.000 Krankenhauseinweisungen, zu fast 2,5 Millionen Arztbesuchen und ungefähr 180.000 Aufnahmen in Senioren- und Pflegeheimen führt (Office of the Surgeon General, 2004).

Angesichts einer immer älter werdenden Gesellschaft werden die durch Osteoporose verursachten Kosten bis 2025 voraussichtlich auf 25,3 Milliarden US-Dollar steigen (Burge et al., 2007).

Als „Low Energy Fracture" bezeichnet man eine Fraktur, die aus einem Sturz aus dem Stand oder einer noch geringeren Fallhöhe resultiert (Cooper & Melto, 1996). Ein gesunder Mensch würde bei einem solchen Sturz keine Fraktur erleiden. Grundsätzlich muss man unterscheiden zwischen einer osteoporotischen Fragilitätsfraktur und einer Fraktur, die aufgrund einer malignen Erkrankung wie einem Myelom oder einer Wirbelsäulenmetastase entstanden ist. Bei Patienten über 50 Jahren sollte eine in der jüngeren Vergangenheit erlittene Knochenfraktur an prominenter Stelle Anlass zur Abklärung einer möglichen Osteoporose geben. Frakturen können neben Schmerzen und Funktionseinschränkungen auch mit psychosozialen Symptomen einhergehen, insbesondere mit Depressionen und fehlendem Selbstwertgefühl, ausgelöst durch den Verlust der Unabhängigkeit (National Osteoporosis Foundation, 2014).

Ältere Erwachsene mit kognitiven Beeinträchtigungen erleiden überproportional häufig osteoporotische Frakturen, was der Tatsache geschuldet ist, dass die Menschheit immer älter wird. Auch die Wahrscheinlichkeit, nach einer Fraktur zu versterben, ist bei dieser Patientengruppe erhöht. Dies ist ein relativ junges Phänomen, da Erwachsene mit komplexen gesundheitlichen Problemen und kognitiven Beeinträchtigungen in der Vergangenheit nie ein so hohes Alter wie heute erreicht haben (Hubert & Hollins, 2000). Laut Tannenbaum et al. (1989) treten Frakturen bei Menschen mit kognitiven Beeinträchtigungen im Vergleich zur Restbevölkerung 1,7–3,5mal häufiger auf. Erkrankungen wie Epilepsie und die Einnahme krampflösender Medikamente fördern die Entstehung von Osteoporose (Srikanth et al., 2011). Auch schlechte Ernährung, geringere Mobilität und Fehlbelastungen sind in dieser Gruppe prädisponierende Faktoren für eine geringe Knochendichte und ein erhöhtes Sturzrisiko.

An dieser Stelle sei erneut auf die Bedeutung der subjektiven Untersuchung hingewiesen. Sie gibt Aufschluss darüber, ob ein Patient möglicherweise unter einer schweren Erkrankung leidet. Allerdings kann

die Kommunikation mit kognitiv beeinträchtigten Erwachsenen sehr herausfordernd sein, und nicht immer wird es dem Physiotherapeuten gelingen, eine klare Anamnese bezüglich des Sturzgeschehens zu stellen oder gar den Schmerz exakt zu lokalisieren.
Im Jahr 2000 ging man von geschätzten 9 Millionen neuen osteoporotischen Frakturen aus, wobei folgende Körperstellen am häufigsten betroffen waren (International Osteoporosis Foundation, 2017):

- Handgelenk (1,7 Millionen)
- Hüfte (1,6 Millionen)
- Wirbelkörper (1,4 Millionen)

Handgelenksfrakturen

Obwohl sie am häufigsten auftreten, sind Handgelenksfrakturen wahrscheinlich diejenigen, die am wenigsten einschränken. Trotzdem sind sie bei zahllosen Aktivitäten des täglichen Lebens hinderlich, so z. B. beim Anziehen, bei der Körperpflege oder der Zubereitung und beim Verzehr von Speisen. In Großbritannien werden im März eines jeden Jahres vergleichsweise viele ältere Patienten in physiotherapeutische Praxen überwiesen, weil bei denjenigen, die im Januar auf Eis ausgerutscht sind, nun Gips oder Schiene entfernt wurden.

Hüftfrakturen

Hüftfrakturen gehen mit einer 8,4- bis 36-prozentigen Sterblichkeitsrate innerhalb eines Jahres einher, wobei die Sterblichkeit bei Männern höher ist als bei Frauen (Office of the Surgeon General, 2004). Wer eine Hüftfraktur erleidet, erhöht sein Risiko für zukünftige Frakturen um das Zweieinhalbfache (Colón-Emeric et al., 2003). Ungefähr 20 % aller Patienten mit Hüftfrakturen benötigen Langzeitpflege und nur 40 % erreichen den Grad an Unabhängigkeit zurück, den sie vor der Fraktur hatten (Lewiecki & Laster, 2006).

Wirbelkörperfrakturen

Obwohl die meisten Wirbelkörperfrakturen zunächst klinisch unauffällig sind, führen sie später häufig zu Schmerz, Behinderung, Deformitäten und zu einer erhöhten Mortalität (Abrahamsen et al., 2009). Die viel zu seltene Diagnose von Wirbelkörperfrakturen ist ein weltweites Problem. Der Anteil der Wirbelkörperfrakturen, die beim lateralen Strahlengang am thorakolumbalen Übergang nicht erkannt werden, beträgt in Lateinamerika 46 %, in Nordamerika 45 % und in Europa, Südafrika und Australien 29 % (International Osteoporosis Foundation, 2017). Kyphosebedingte Haltungsveränderungen können den Aktivitätslevel, z. B. Bücken oder Greifen, einschränken. Multiple Verletzungen der thorakolumbalen Wirbelsäule können zu Lungenerkrankungen und Lendenwirbelkörperfrakturen führen. Damit verbunden sind dann häufig eine veränderte Anatomie des Bauchraums und in der Folge Obstipation, Bauchschmerzen, Blähungen, Appetitlosigkeit und ein vorzeitiges Sättigungsgefühl.

Wirbelbrüche, ob klinisch auffällig oder nicht, sind wichtige Prädiktoren für das künftige Frakturrisiko. Aus ihnen resultiert ein bis zu fünfmal höheres Risiko für weitere Wirbelkörperfrakturen und ein zwei- bis dreimal höheres Risiko für Frakturen an anderen Körperteilen (National Osteoporosis Foundation, 2014). Roman et al. (2010) analysierten in der Retrospektive 1.448 Patienten, die zwischen 2005 und 2009 ein Zentrum für Wirbelsäulenchirurgie aufgesucht hatten. Sie identifizierten 38 Patienten (2,6 %) mit einer osteoporotischen Fraktur. Die Autoren kombinierten 56 klinische Red Flags zu einem Modell für die diagnostische Entscheidungsfindung, bestehend aus fünf Merkmalen:

- Alter < 22 oder > 52
- Niedriger Body Mass Index (BMI)
- Weibliches Geschlecht
- Keine Beinschmerzen
- Kein regelmäßiges körperliches Training

Für Patienten, bei denen nur zwei der genannten fünf Merkmale zutrafen, errechneten sie einen negativen Wahrscheinlichkeitsquotienten (LR) von 0,16 (95 % KI = 0,04–0,51), weshalb sie eine Wirbelfraktur ausschlossen. Trafen jedoch vier von fünf Merkmalen zu, so führten dies zu einem post-Test-Wahrscheinlichkeitsquotienten von + 9,6 % (95 % KI = 3,7–14,9), was die Wahrscheinlichkeit einer vorliegenden osteoporotischen Wirbelkörperfraktur auf 20 % erhöhte (basierend auf einer prä-Test-Wahrscheinlichkeit von 2,6 % innerhalb der Studienkohorte).

Die Versorgungslücke nach einer osteoporotischen Fraktur ist eine verpasste Chance in der Grundversorgung. Eine kanadische Studie offenbarte, dass nur eine von fünf Frauen mit einer osteoporotischen Fraktur weiteren Untersuchungen unterzogen wurde oder eine Osteoporose-Behandlung erhielt. Damit hatten diese Frauen ein vier- bis fünfmal höheres Risiko, in der Zukunft eine Fragilitätsfraktur zu erleiden (Whelan, 2011).

Die Ernährung nach einer Fraktur ist für mindestens sechs von zehn Patienten von besonderer Bedeutung (Hagan, 2011). Wichtig sind vor allem

- Kalzium,
- Vitamin D,
- Proteine,
- Kalorien,
- Vitamin B 12 und
- Folsäure.

Vitamin D

Vitamin D ist besonders wichtig, weil es eine entscheidende Rolle für Kalziumaufnahme, Knochengesundheit, Leistungsfähigkeit der Muskulatur, Gleichgewicht und Sturzrisiko spielt (National Osteoporosis Foundation, 2014).

Vielen älteren Patienten droht ein Vitamin D-Mangel. Besonders betroffen sind

- Patienten mit Resorptionsstörungen oder sonstigen Magen-Darm-erkrankungen,
- Patienten mit chronischer Niereninsuffizienz,
- Patienten, die Medikamente einnehmen, welche die Wirkung von Vitamin D beeinträchtigen (z. B. manche Antiepileptika),
- Patienten, die das Haus nicht mehr verlassen können,
- chronisch Kranke,
- Menschen, die wenig Sonneneinstrahlung ausgesetzt sind,
- Menschen mit sehr dunkler Haut sowie
- fettleibige Personen.

4.2 Physiotherapie

In Großbritannien verordnen immer mehr Physiotherapeuten, unabhängig von Ärzten, Medikamente. Dabei sind Aspekte rund um die Polypharmazie für die Sturzprävention wichtig. Die Reduzierung oder das Weglassen unnötiger Medikamente ist ebenso wichtig wie der Einsatz geeigneter Medikamente bei bestimmten Symptomen. Auf die Medikation als solche wollen wir hier nur kurz eingehen. Auf die Behandlung von Osteoporose spezialisierten Physiotherapeuten stehen unzählige detaillierte Informationen über aktuelle medikamentöse Therapieansätze zur Osteoporosebehandlung zur Verfügung. Die Basis der pharmakologischen Osteoporose-Therapie bildet die tägliche Gabe von Kalzium und Vitamin D (Gosch et al., 2014).
Laut Gosch et al. (2014) sind die folgenden Wirkstoffe für die Behandlung von Osteoporose von besonderer Bedeutung:

- Hormontherapie bei postmenopausalen Frauen
- Bisphosphonate
- Denosumab
- Strontiumranelat
- Parathormon (PTH) und Teriparatid

Folgt man dem MECC-Ansatz („*Make Every Contact Count*"), dann sollten Physiotherapeuten regelmäßig Übungen mit Gewichtsbelastung sowie Übungen zum Muskelaufbau empfehlen, um das Risiko von Stürzen und Frakturen zu senken (Sherrington et al., 2008; Choi & Hector, 2012; Gillespie et al., 2012; Granacher et al., 2013). Neben einer allgemein verbesserten Befindlichkeit können diese Übungen Beweglichkeit, Kraft, Haltung und Gleichgewicht verbessern, was ebenfalls das Sturzrisiko reduziert. Darüber hinaus vermag ein Training die Knochendichte leicht zu erhöhen. Körperliche Aktivität sollte in allen Altersgruppen kontinuierlich gefördert werden, sowohl zur Osteoporose-Prävention als auch zur Förderung des Allgemeinbefindens, da die mit körperlicher Ertüchtigung verbundenen positiven Effekte verloren gehen, sobald das Training eingestellt wird. Auch der National Health Service in Großbritannien empfiehlt regelmäßige körperliche Aktivität. Gemäß aktuellen Leitlinien liegen die Empfehlungen für Erwachsene zwischen 19 und 64 Jahren pro Woche bei 150 Minuten (zweieinhalb Stunden) aerober Aktivität mittlerer Intensität (z. B. Radfahren oder schnelles Gehen). Training unter Gewichtsbelastung und Widerstandsübungen sind für die Verbesserung der Knochendichte und die Osteoporose-Prävention besonders wichtig. Zusätzlich zum aeroben Training sollten Erwachsene zwischen 19 und 64 Jahren an zwei oder mehr Tagen pro Woche ein Krafttraining absolvieren, bei dem alle großen Muskelgruppen an Beinen, Hüften, Rücken, Bauch, Brust, Schultern und Armen trainiert werden. Zusätzlich sollten Physiotherapeuten diese Trainingsprogramme durch Informationen und Tipps zur Verminderung des Sturzrisikos ergänzen. Die häusliche Umgebung sollte auf Stolperfallen (z. B. Kabel, schlecht verlegte Teppiche) untersucht werden. Rutschfeste Matten vor dem Waschbecken oder in der Badewanne bzw. Dusche verhindern das Ausrutschen.

Die *Chartered Society of Physiotherapy* (CSP) (2017; siehe auch weiter unten „Top-Tipps der Chartered Society of Physiotherapy bei Osteoporose (CSP, 2017))" und die *National Osteoporosis Foundation* (2003) haben eine lange Liste mit Empfehlungen erarbeitet, die Physiotherapeuten im Rahmen ihrer täglichen Arbeit mit Patienten thematisieren können:

- Vermeiden Sie Langzeitimmobilisierungen und empfehlen Sie nur kurzzeitige Bettruhe (mit intermittierendem Sitzen und Gehen) – und zwar so kurz wie möglich und tatsächlich nur, wenn es wirklich notwendig ist.
- Richtiges Training kann die körperliche Leistungs- und Funktionsfähigkeit, Knochenaufbau, Muskelkraft und Gleichgewicht verbessern und das Sturzrisiko mindern.
- Laufen und Alltagsaktivitäten wie Haus- und Gartenarbeit tragen zur Erhaltung der Fitness und Knochenmasse bei.
- Verbessern Sie Körperhaltung und Gleichgewicht: Empfehlen Sie dem Patienten, bei Gleichgewichtsübungen und insbesondere bei Rotationsübungen möglichst den Rumpf nicht zu beugen.
- Stärken Sie den M. quadriceps durch progressives Belastungstraining, damit der Patient sich wieder ohne Hilfe vom Stuhl erheben kann.
- Dehnen Sie Gewebe und Gelenke.
- Falls erforderlich, empfehlen Sie den Einsatz von Hilfsmitteln, die das Gehen, das Gleichgewicht, das Heben und Greifen erleichtern.
- Untersuchen Sie das häusliche Umfeld auf Sturzrisikofaktoren und machen Sie Verbesserungsvorschläge.
- Bei Patienten mit einer akuten Wirbelkörperfraktur oder chronischen Schmerzen aufgrund von multiplen Wirbelfrakturen kann der Einsatz einer Rumpforthese (z. B. Rückenstützgürtel, Korsett, sonstige Hilfen zur Haltungskorrektur) durch Entlastung der Frakturstellen und verbesserte Ausrichtung der Wirbelkörper Schmerzlinderung bewirken. Eine langfristige Verwendung von Orthesen kann jedoch zu Muskelschwäche und weiterer Dekonditionierung führen.

Die *National Osteoporosis Society* (2014) hat zudem einen Übungskatalog für Osteoporose-Patienten erarbeitet. Für eine bestmögliche Nutzung werden die Patienten in drei Übungsgruppen eingeteilt, nämlich in Patienten mit a) niedrigem Frakturrisiko, b) hohem Frakturrisiko und c) Stabilitäts- und Gleichgewichtsproblemen (Sturzprävention):

a) Übungen für Patienten mit geringem Frakturrisiko

- **Springen/Hüpfen auf der Stelle**
  Beginnen Sie zunächst mit drei bis fünf kleinen Sprüngen/Hüpfern. Steigern Sie diese Übung kontinuierlich um jeweils weitere fünf Sprünge, bis der Patient 50 Sprünge ohne Unterbrechung absolvieren kann. Achten Sie darauf, dass der Patient Erholungspausen nach jeweils zehn Wiederholungen beziehungsweise kurze Pausen nach jedem Sprung macht. Der Patient soll so lange üben, bis fünfzig Sprünge möglich sind, wobei die Füße ca. 7–8 cm vom Boden abgehoben werden sollen. Diese Übung muss täglich wiederholt werden.
- Täglich ein paar Minuten Seilspringen ist ebenfalls eine gute Übung, um die Knochengesundheit zu fördern.
- Joggen mit intermittierenden Gehintervallen eignet sich sehr gut für Menschen, die ununterbrochenes Joggen zu anstrengend finden. So kann man beispielsweise im Wechsel 20 Meter laufen und 20 Meter gehen.
- Bei älteren Frauen wirkt eine Kombination aus Treppensteigen und intermittierendem Joggen positiv auf die Knochendichte von Wirbelsäule und Hüften.
- Auch Tanzen hat sehr positive Effekte.

b) Übungen für Menschen mit hohem Frakturrisiko

Schlecht sind

- Übungen mit hoher Druckbelastung (high impact) und hohen Geschwindigkeiten wie Hüpfen, Rennen, Joggen oder Seilspringen.
- Plötzliche und ruckartige Bewegungen.
- Übungen, bei denen man sich vorbeugen und die Taille verdrehen muss, z. B. Beispiel mit den Fingerspitzen die Zehen berühren oder Sit-ups,
- Sportarten, die ruckartiges Beugen oder Verdrehen erfordern, z. B. Golf, Tennis, Bowling oder manche Yogaübungen.

Sollten diese Sportarten Ihren Patienten wichtig sein, dann sollte die Technik so angepasst werden, dass Flexionen weitgehend vermieden werden. Das ist immer noch besser als die geliebte Sportart komplett aufgeben zu müssen.

Gut sind

Trainingsarten mit wenig Druckbelastung (low impact) und kontrollierten Bewegungen wie Seitschritte, Knieheben etc. Gut sind also Gehen, Tanzen, Step-Aerobic, Training mit dem Ellipsen- bzw. Crosstrainer und Treppensteigen.

c) Stabilitäts- und Gleichgewichtsübungen (Sturzprävention)

Übungen, die den M. quadriceps stärken, können auch das Sturzrisiko senken. Einfache Übungen wie aus dem Sitzen aufstehen und wieder hinsetzen verbessern die Muskelkraft, wenn sie regelmäßig absolviert werden. In der Literatur finden sich Hinweise, dass auch regelmäßiges Tai-Chi-Training das Sturzrisiko verringern kann.

Tandemstand

- Stellen Sie seitlich an eine Wand und halten Sie sich falls nötig mit einer Hand fest.
- Stellen Sie einen Fuß so vor den anderen, dass die Ferse des vorderen Fußes die Zehen des hinteren Fußes berührt. Versuchen Sie, 10 Sekunden lang so ruhig wie möglich stehen zu bleiben. Pausieren Sie und wiederholen Sie diese Übung fünfmal.

Tandemgang

- Nutzen Sie auch hier wieder die Wand als Stütze, falls nötig.
- Stellen Sie einen Fuß so vor den anderen, dass die Ferse des vorderen Fußes die Zehen des hinteren Fußes berührt.
- Gehen Sie nun so, als ob Sie auf einem Seil balancieren würden. Setzen Sie also den einen Fuß so vor den anderen, dass die Ferse des einen Fußes die Spitze des anderen berührt. Gehen Sie so circa drei Meter weit und wiederholen Sie diese Übung fünfmal.

TOP-TIPPS DER CHARTERED SOCIETY OF PHYSIOTHERAPY GEGEN OSTEOPOROSE (CSP, 2017)

- Übungen mit Gewichtsbelastung, z. B. Walking, können zur Knochenstärkung beitragen.
- Übungen zur Verbesserung des Gleichgewichts und der Kraft können das Sturzrisiko senken.
- Achten Sie auf eine gesunde Ernährung mit ausreichend Kalzium und Vitamin D.
- Mit Hilfe von Kalzium-Rechnern lässt sich leicht feststellen, ob genügend Kalzium zugeführt wird.
- Tragen Sie gut passende Schuhe mit nicht zu dicken Sohlen, um Stürze zu vermeiden.
- Verzichten Sie auf Teppiche und Pantoffeln – beides kann zum Stolpern führen
- Achten Sie auf gut beleuchtete Treppen.
- Lassen Sie regelmäßig Ihr Sehvermögen überprüfen (in Großbritannien kostenlos für Personen über 60 Jahre).
- Tragen Sie keine schweren Lasten – nutzen Sie lieber das Angebot von Lieferdiensten.

Die *National Osteoporosis Society* (2014) hat 2015 den "Fracture Liaison Service" (FLS) als bewährtes Modell und besten Ansatz zur Vermeidung künftiger Frakturen eingerichtet. Das Angebot richtet sich an Patienten über 50 Jahre, die sich mit einer Fraktur in einer Klinik vorstellen, denn viel zu oft wird bei dieser Patientengruppe das Vorliegen einer Osteoporose übersehen. In Großbritannien könnten dank FLS jährlich etwa 20.000 Hüftfrakturen verhindern werden. Leider stößt dieses sinnvolle Angebot in Gesundheitseinrichtungen noch nicht auf große Akzeptanz.

Fallbeispiel

Marjorie

Kommen wir noch einmal zurück zu Marjorie, diesmal unter Berücksichtigung des Modells zur Diagnosefindung von Roman et al. (2010):

- Alter < 22 oder > 52 Jahre
- Niedriger BMI
- Weibliches Geschlecht
- Keine Schmerzen in den Beinen
- Keine regelmäßige sportliche Betätigung

Als Marjorie sich in der Praxis vorstellte, trafen alle oben genannten Red Flags auf sie zu (sie war 75 Jahre alt, hatte einen BMI von 19, war weiblich, hatte keine Schmerzen in den Beinen und noch nie an wie auch immer gearteten Trainingsprogrammen teilgenommen).

Welche Empfehlungen hätten wir der jungen Marjorie im Jahr 1962 geben sollen? Marjorie und ihre Freunde hätten Trendsetter werden müssen – hätten lieber tanzen und trainieren sollen als weiterhin ihren sitzenden Hobbys nachzugehen. Eine gesündere Ernährung wäre essentiell wichtig gewesen, ebenso wie ein vernünftiges Maß an Sonnenexposition. Freilich wusste die breite Öffentlichkeit im Jahr 1962 deutlich weniger über einen gesunden Lebensstil als heute, wo zahllose Informationen ganz einfach auf Knopfdruck verfügbar sind. Dennoch hätte das Wissen um die Nebenwirkungen von Rauchen und Alkohol auf die Knochengesundheit geholfen. Hätten wir 1962 Marjorie eine Änderung ihres Lebensstils vorgeschlagen, dann hätte sich dies positiv auf die spätere Gesundheit ihrer Knochen ausgewirkt. Und dann wäre Marjorie heute, im Jahr 2018, vermutlich nicht als Notfall zu uns gekommen.

Literatur

Abrahamsen B, van Staa T, Ariely R, Olson M, Cooper C. Excess mortality following hip fracture: a systematic epidemiological review. Osteoporos Int. 2009; 20(10): 1633–1650.

Burge R, Dawson-Hughes B, Solomon DH, Wong JB, King AB, Tosteson A. Incidence and economic burden of osteoporosis-related fractures in the United States, 2005–2025. J Bone Min Res. 2007; 22(3): 465–475. Chartered

Society of Physiotherapy (CSP). Osteporosis Fact Sheet; 2017. http://www.csp.org.uk/your-health/conditions/osteoporosis#top-tips-osteoporosis.
Choi M, Hector M. Effectiveness of intervention programs in preventing falls: a systematic review of recent 10 years and meta-analysis. J Am Med Dir Assoc. 2012 ;13(2): 188.e13–e21.
Colón-Emeric C, Kuchibhatla M, Pieper C, et al. The contribution of hip fracture to risk of subsequent fractures: data from two longitudinal studies. Osteoporos Int. 2003; 11: 879–883.
Cooper C, Melton LJ. Magnitude and Impact of Osteoporosis and Fractures. San Diego: Academic Press; 1996.
Gillespie LD, Robertson MC, Gillespie WJ, Sherrington C, Gates S, Clemson LM, Lamb SE. Interventions for preventing falls in older people living in the community. Cochrane Database Syst Rev. 2012; 12(9): CD007146.
Gosch M, Kammerlander C, Nicholas J. Treatment of osteoporosis in older adults. Panminerva Med. 2014; 56(2): 133–143.
Granacher U, Gollhofer A, Hortobágyi T, Kressig RW, Muehlbauer T. The importance of trunk muscle strength for balance, functional performance and fall prevention in seniors: a systematic review. Sports Med. 2013; 43(7): 627–641.
Hagan S. Osteoporosis: nutrition and lifestyle. Can Pharm J. 2011; 114 (suppl 1): S14.
Hubert M, Hollins S. Working with elderly carers of people with learning difficulties and learning for the future. Adv Psychiatr Treat. 2000; 6:41–48.
International Osteoporosis Foundation. Facts and statistics. 2017. https://www.iofbonehealth.org/facts-statistics.
Lewiecki EM, Laster AJ. Clinical review: clinical applications of vertebral fracture assessment by dual-energy x-ray absorptiometry. J Clin Endo Metab. 2006; 91(11): 4215–4222.
Michie S, van Stralen M, West R. The behaviour change wheel: a new method for characterising and designing behaviour change interventions. Implement Sci. 2011; 6(1): 42.
National Osteoporosis Foundation. Health Professional's Guide to Rehabilitation of the Patient with Osteoporosis. Washington, DC: National Osteoporosis Foundation; 2003.
National Osteoporosis Foundation. Clinician's Guide to Prevention and Treatment of Osteoporosis. Washington, DC: National Osteoporosis Foundation; 2014.
National Osteoporosis Society. Exercise and Osteoporosis. Camerton: Bath BA2 0PJ; 2014.
NHS Public Health England. Making Every Contact Count (MECC): Consensus Statement Produced by Public Health England. NHS England and Health Education England, April 2016.
Office of the Surgeon General (US). Bone Health and Osteoporosis: A Report of the Surgeon General. Rockville (MD): Office of the Surgeon General (US); 2004. Available from: http://www.ncbi.nlm.nih.gov/books/NBK45513/.
Roman M, Brown C, Richardson W, et al. The development of a clinical decision-making algorithm for detection of osteoporotic compression fractures or wedge deformity. J Man Manip Ther. 2010; 18(1): 44–49.
Sherrington C, Whitney JC, Lord SR, Herbert RD, Cumming RG, Close JC. Effective exercise for the prevention of falls: a systematic review and meta-analysis. J Am Geriatr Soc. 2008; 56(12): 2234–2243.
Srikanth R, Cassidy G, Joiner C, Teeluckdharry S. Osteoporosis in people with intellectual disabilities: a review and a brief study of risk factors for osteoporosis in a community sample of people with intellectual disabilities. J Intellect Disabil Res. 2011; 55(1): 53–62.
Tannenbaum T, Lipworth L, Baker S. Risk of fractures in an intermediate care facility for persons with mental retardation. Am J Ment Retard. 1989; 93: 444–451.
Whelan A. Osteoporosis care gap: an opportunity for primary healthcare practitioners. Can Pharm J. 2011; 114(suppl 1): S4.

5 Das Cauda-Equina-Syndrom: Diagnose

5.1 Einführung

Vor vielen Jahren, als der Zusammenhang zwischen Bandscheibenvorfällen der Lendenwirbelsäule und dem Cauda-Equina-Syndrom (CES) (Cauda equina ▶ Abb. 5.1) kaum bekannt war, befasste sich Mennel (1951) bereits ausführlich mit der Dysfunktion des Urogenitalsystems als möglicher Ursache für Rückenschmerzen und beschrieb folgende Zustände:

- Ischiorektalabszess (führt zum Tod)
- Prostatakarzinom
- Nierenleiden (akute Nephritis, Nierensteine, Wanderniere)
- Infektion des Urogenitalsystems (Blase, Gebärmutterhals, Gonorrhoe)
- Gebärmutterprobleme (Myome, Inkarzeration des schwangeren Uterus, Prolaps oder Retroflexion)
- Hämorrhoiden

Interessanterweise erwähnte Mendel jedoch nicht die Bandscheiben als mögliche Ursache für das CES. Allerdings beschrieb er den Fall eines Parkinson-Patienten, der lange Zeit unter Rückenschmerzen litt, welche sich normalerweise durch Manipulationen des Iliosakralgelenks besserten. Irgendwann jedoch führte die bis dahin erfolgreiche Behandlung zu keiner Zustandsverbesserung mehr und

„innerhalb von zwei Wochen kam es zu einer Veränderung der Sensorik und zum Verlust des Analreflexes. Der Patient litt unter einem winzigen Tumor der Cauda equina … (S. 45)."

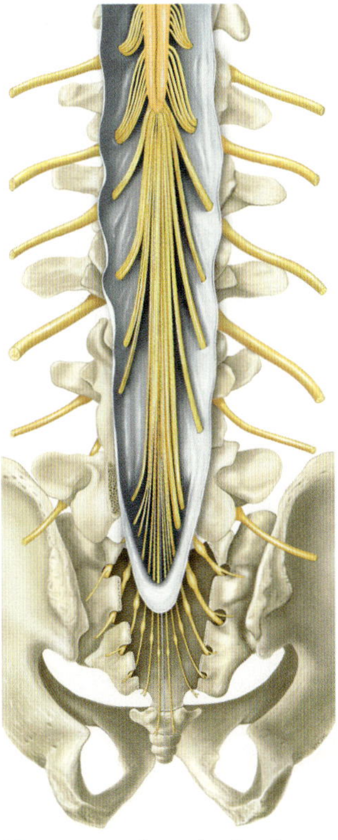

Abb. 5.1 Darstellung der Cauda equina [G921]

Fast ein Jahrzehnt später (1960), als die Bandscheibe als Ursache des CES bereits eingehend erforscht war, schrieb Cyriax:

„Angesichts der Existenz dieses Syndroms sollte sich das Bewusstsein der Ärzte dahingehend schärfen, dass auch eine gefährliche Form des Rückenschmerzes in Betracht gezogen werden muss, die zwar selten auftritt, aber dennoch möglich sein kann. In solchen Fällen raten wir den Patienten dringend zu einer Laminektomie, bevor es zu einer Lähmung im Bereich S4 kommt."

Interessant an diesem kurzen Auszug ist die Empfehlung einer prophylaktischen Laminektomie, bevor es zu spät ist! Dies entspricht dem Tenor unserer heutigen Leitlinien.
Maitland (1977), Grieve (1979) und McKenzie (1981) erkannten die Bedeutung des CES und verbanden dieses mit Bandscheibenvorfällen oder -vorwölbungen. Bei Grieve (1979) findet sich die umfangreichste Literatur zur Diagnose des CES. Grieve empfiehlt, bei Patienten mit Schmerzen im Lendenwirbelbereich folgende Fragen verpflichtend in die Anamnese einzubeziehen:

5

Bestehen perineale oder perianale Anästhesien oder Parästhesien („Reithosenanästhesie")?
Hat sich im Zusammenhang mit den Rückenschmerzen das Miktionsverhalten oder die Funktion des Schließmuskels verändert (S. 2)?

Die Stichwortsuche mit Google Scholar ergab 41.500 Publikationen zum CES. Dabei stieg die Zahl der Veröffentlichungen pro Dekade bis Mitte des 20. Jahrhunderts langsam an. In den ersten zehn Jahren des 21. Jahrhunderts nahm die Zahl der Publikationen jedoch massiv zu (▶ Abb. 5.2).

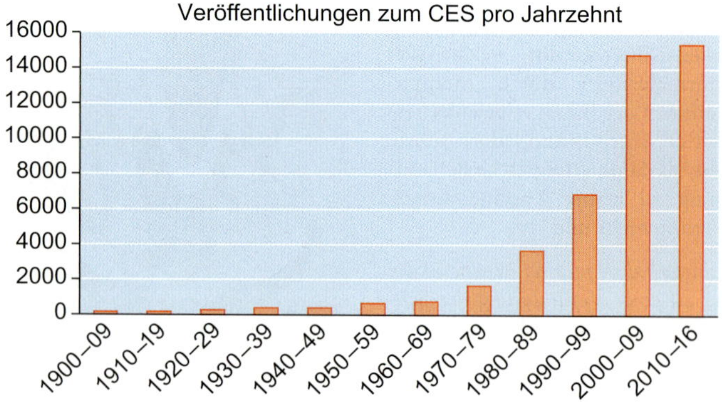

Abb. 5.2 Veröffentlichungen zum CES pro Jahrzehnt [P829/L231]

Die kontinuierlich steigende Zahl von Veröffentlichungen zum CES ist eine Folge der digitalen Revolution, die in den achtziger Jahren ihren Ursprung hat. Die Digitalisierung machte es Klinikern und Forschern viel leichter, Artikel zu veröffentlichen. Und gleichzeitig erhielten die Patienten Zugang zu Informationen, die bislang dem Fachpublikum vorbehalten waren. Vielleicht entstand dadurch ein Umfeld, in dem Kliniker und Forscher sich angesichts einer immer klagefreudigeren Kultur durch immer mehr Publikationen zu schützen versuchten und dadurch den Veröffentlichungsrausch noch weiter anfachten. Price (2010) schrieb, dass diese Entwicklung in Großbritannien mit den politischen Veränderungen der 1980er Jahre bis zum Ende des 20. Jahrhunderts zusammenfiel, als die Regierung schrittweise den National Health Service (NHS) privatisierte, eben genau in einer Zeit, als auch die Erwartungen der Patienten stiegen. Ethische Fragen, Menschenrechte, Patientenrechte und die veränderte Erwartungshaltung der Konsumenten – all dies gipfelte in eine wachsende Klageflut gegen angeblich fahrlässig handelnde Mediziner.
Interessanterweise blieb trotz einer steigenden Zahl von Publikationen und Prozessen wegen des CES die Zahl der tatsächlich an CES Erkrankten relativ konstant. Das CES gilt nach wie vor als seltene Erkrankung, die bei weniger als 2 % aller Bandscheibenvorfälle auftritt. Dies ist angesichts der Gesamtzahl von lumbalen Rückenschmerz-Patienten pro Jahr ein sehr geringer Prozentsatz. Gardner et al. (2011) schätzen, dass in Großbritannien pro Jahr nur 30 bis 40 CES-Fälle auftreten, wobei nach Recherchen von Todd (2011) Männer häufiger als Frauen betroffen sind. Todd (2011) betont zudem, dass die Probleme rund um Diagnose und Management des CES wahrscheinlich nicht auf mangelndes Wissen, sondern vielmehr auf die Tatsache zurückzuführen sind, dass dieses Wissen viel zu selten in der Praxis abgerufen wird.
Drei Faktoren bestimmen das Behandlungsergebnis bei CES (Todd & Dickson, 2016):

- Das Ausmaß des neurologischen Defizits
- Die Dauer der Kompression
- Die Frage, wie schnell die Läsion auftritt

Je ausgeprägter die neurologischen Ausfälle sind, je länger die Kompression angedauert hat und je schneller die Läsion aufgetreten ist, desto gravierender sind die Folgen (▶ Abb. 5.3).

5.2 Anatomie der Cauda equina

Der Terminus „Cauda equina“ ist eine Anspielung auf die Ähnlichkeit dieses Nervenbündels mit einem Pferdeschweif. Namensgeber war der französische Anatom André du Laurens. Er prägte den Begriff in seinem Werk *Historia Anatomica Humani Corporis,* das im Jahre 1600 in Paris veröffentlicht wurde (Du Laurens, 1600). Zusammen mit dem N. coccygeus besteht die Cauda equina aus 20 Nervenwurzeln, die in etwa ab L1/L2 im Spinalkanal abwärts verlaufen.

5

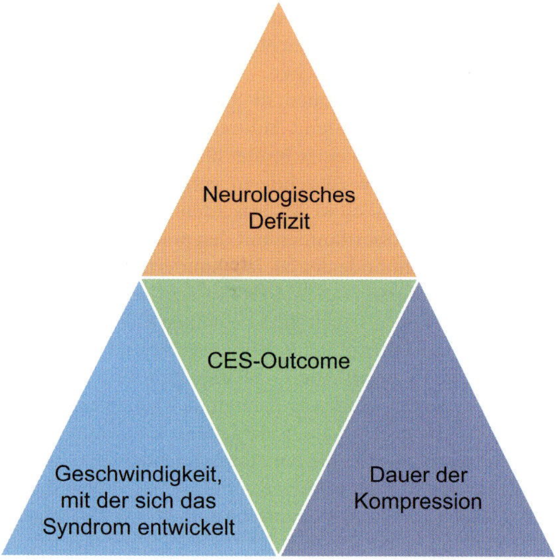

Abb. 5.3 Parameter, die das CES-Outcome definieren [P829/L231]

Die kaudalen Nervenwurzeln unterhalb des ersten Lendenwirbels verlaufen fast senkrecht im Durasack abwärts zu ihren korrespondierenden Foramina, das Filum terminale (die Fortsetzung der Pia mater) zwischen sich fassend (Standring, 2009).

Der erste Sakralnerv ist der größte Spinalnerv. Er verjüngt sich rasch. Die Nn. coccygeales sind die kleinsten Nerven. Nach Parke et al. (1981) versorgen die ersten drei Sakralnerven den M. multifidus und die lateralen Rami, welche Haut und Faszien im Bereich des Sakrums und Teile der Gesäßregion innervieren. Vierter und fünfter Sakralnerv zusammen mit dem posterioren Ramus primarius des N. coccygeus versorgen Haut und Faszien um das Steißbein herum. Die Innervierung der Beckenviszera erfolgt über parasympathische Nervenfasern, die in den Rr. ventrales des zweiten, dritten und vierten sakralen Spinalnerven verlaufen. Sie trennen sich von diesen durch Austritt durch die anterioren sakralen Foramina und erreichen so das präsakrale Gewebe. Einige verlaufen zusammen mit den sympathischen Bahnen zu den Beckenviszera und versorgen die Urogenitalorgane und den distalen Teil des Dickdarms. Andere wiederum ziehen direkt in das Retroperitonealgewebe und in das Mesenterium des Colon sigmoideum und des Colon descendens (Standring, 2009). Der N. pudendus versorgt das Perineum. Er entspringt dem zweiten, dritten und vierten Sakralnerv, sein Endast ist der N. dorsalis penis bzw. der N. dorsalis clitoridis (Brash u. Jamieson, 1937). Anal- und Bulbokavernosusreflex funktionieren nur bei intakten Sakralbögen. Der Analreflex zeigt sich als sichtbare Kontraktion nach Reizung der perianalen Haut. Leider sind diese Reflexe weder für die Diagnose noch für eine Prognose aussagekräftig (Grundy & Swain, 1996).

Cauda-Equina-Kompression

Die Pathophysiologie des CES ist unklar. Das Syndrom tritt jedoch als Folge einer Kompression der lumbosakralen Nervenwurzeln distal des Conus medialis auf. Häufigster Auslöser ist ein großräumiger Bandscheibenvorfall auf Höhe L4/5 oder L5/S1 (Mukherjee et al., 2013), aber auch Ursachen wie Traumata, Tumoren, Stenosen des Spinalkanals, epidurale Hämatome, Abszesse oder Infektionen sind möglich (Douraiswami et al., 2016). Patienten mit einer angeborenen Verengung des Spinalkanals oder mit einer durch degenerative Veränderungen erworbenen sekundären Stenose haben folglich ein erhöhtes Risiko. Manche Experten vermuten, dass der relativ gering vaskularisierte proximale Anteil der Cauda equina besonders anfällig für eine durch einen Bandscheibenvorfall ausgelöste Kompression sein könnte (Parke et al., 1981). Eine durch Druck auf eine Nervenwurzel ausgelöste veränderte Blutversorgung könnte in diesem Abschnitt der Cauda equina mehr Schaden anrichten als an anderer Stelle (Mukherjee et al., 2013). Zudem sind die Nervenwurzeln der Cauda equina besonders druckempfindlich, weil die fehlenden Schwannschen Zellen keine schützende Myelinscheide bilden können (Douraiswami et al., 2016).

Nervale Steuerung der Blasen-, Darm- und Sexualfunktion

Die nervale Steuerung der Blasen-, Darm- und Sexualfunktion erfolgt nach Haldeman et al., 2002, über vier Systeme:

- zentral-sensorisches System
- zentral-motorisches System
- peripher-sensorisches System
- peripher-motorisches System

Das autonome Nervensystem (ANS) sorgt durch Steuerung der unwillkürlich ablaufenden Körperfunktionen für ein stabiles inneres Körpermilieu. Das ANS setzt sich aus afferentem und efferentem Nervengewebe zusammen, das die autonome Muskulatur und die Drüsen innerviert. Der efferente Teil des autonomen Nervensystems besteht aus sympathischen und parasympathischen Anteilen, das afferente System wiederum aus viszeral-afferenten Fasern, die in den Nerven verlaufen, welche das sympathische und parasympathische System bilden. Somit werden alle Eingeweide von sympathischen und parasympathischen afferenten und efferenten Fasern innerviert (▶ Tab. 5.1) (Young et al., 2015).

Die Aktivität der sympathischen Komponente, die mit der Kampf-oder-Flucht-Reaktion verbunden ist, gelangt über Neuronen thorakolumbaler Spinalnerven in das Nervensystem, die Aktivität der parasympathischen Komponente hingegen, die mit Ruhe und Regeneration verbunden ist, ge-

Tab. 5.1 Versorgung des Urogenitalsystems durch das autonome Nervensystem (Young et al., 2015)

Sympathisch				Parasympathisch		
Organ	**Präganglionär**	**Postganglionär**	**Funktion**	**Präganglionär**	**Postganglionär**	**Funktion**
Sexualorgane	TH10 – L1	Inferiore hypogastrische Ganglien	Ejakulation	S2–4	Kavernöse Ganglien	Erektion
Blase	TH12 – L2	Hypogastrische Ganglien	Kontraktion des Trigonum vesicae	S2–4	Vesikale Ganglien	Kontraktion des M. detrusor

5

langt über kraniale und sakrale Nervenwurzeln ins Nervensystem. Der parasympathische Anteil spielt sowohl für die Blasen- und Darmkontinenz als auch für die sexuelle Erregung eine große Rolle.
Die parasympathische Aktivität als solche entsteht im Hirnstamm oder Rückenmark. Die sakralen präganglionären parasympathischen Neurone liegen in den oder nahe der Segmente S2, S3 und S4, auch bekannt als Nervi splanchnici pelvici. Die sakralen parasympathischen Nerven kontrollieren die Körperausscheidungen und die Erektion. Präganglionäre Fasern gelangen zu den Endganglien von Kolon, Rektum, Blase, Prostata und Scheidendrüsen. Die efferenten präganglionären Zellkörper des N. splanchnicus pelvicus liegen im Seitenhorn des Rückenmarksegments Th12 – L1. Ihre Axone treten auf Höhe S2 – S4 durch die Foramina sacralia aus dem Kreuzbein aus. Diese präganglionären Neurone liegen im Gegensatz zu den sympathischen Neuronen in der Nähe oder in der Wand der Zielorgane, die sie innervieren. Generell kann man sagen, dass sich die die Nn. splanchnici pelvici den Weg durch einen oder mehrere Plexus bahnen, bevor sie das Zielorgan oder das Zielgewebe, welches sie innervieren, erreichen. Mechanorezeptoren in der Blasenwand registrieren, wie voll diese ist. Die Information zur Füllmenge wird über den Tractus spinothalamicus zum Thalamus und zum Kortex weitergeleitet. Der Harndrang wird durch Mechanorezeptoren im Trigonum der Blase getriggert. Diese afferenten viszeralen Informationen gelangen über die sakralen parasympathischen Nerven in das Segment S2, S3 und S4 und steigen in den Hinterstrang auf (Young et al., 2015). Ganz unwillkürlich wird über die parasympathische Innervierung die Peristaltik der Harnleiter und der Eingeweide ausgelöst, wodurch Urin aus den Nieren in die Blase gedrückt wird. Der in der Harnblasenwand sitzende M. detrusor kontrahiert und der zwischen Blase und Harnröhre sitzende M. sphincter urethrae internus erschlafft, was schließlich zum Entleeren der Blase führt (siehe Miktionszyklus). Genauso bewirkt die parasym-

pathische Stimulation des internen Analsphinkters, dass dieser sich entspannt und die Defäkation ermöglicht.

DER MIKTIONSZYKLUS (MTUI ET AL. 2016)

- Im Vorderhorn liegende Motoneurone zum M. levator ani und zu den Muskeln des Beckenbodens werden durch das Miktionszentrum im Hirnstamm gehemmt.
- Die Fasern des N. pudendus senden Impulse in die graue Substanz der Rückenmarksegmente S2 – S4.
- Aus dem sakralen Teil des Rückenmarks senden sensorische Neurone Impulse ins pontine Miktionszentrum.
- Sakrale parasympathische Neurone, die die Blase innervieren, werden gleichzeitig stimuliert.
- Der M. detrusor reagiert, in dem er kontrahiert und Urin befördert.
- Der Rhabdospinkter kontrahiert und treibt Harn aus der Harnröhre.
- Der M. levator ani kontrahiert unterstützend.

Die Miktionszentren liegen im Hirnstamm und im zerebralen Kortex. Das willkürliche Vermögen, den Miktionsvorgang zu beenden und einzuleiten, liegt im Kortex begründet. Ein pontines Miktionszentrum erregt die Aktivität der sakralen parasympathischen Nerven, was zur Kontraktion des M. detrusor vesicae führt. Ein zweites Zentrum sendet erregende Impulse an die unteren Motoneurone, die die äußeren Schließmuskeln der Harnröhre versorgen. Die reflektorische Blasenaktivität wird über das Füllungsvolumen und durch afferente Signale von Dehnungsrezeptoren gesteuert. Es handelt sich folglich um einen sehr komplexen neuronalen Mechanismus, der durch den spino-ponto-spinalen Reflex kontrolliert wird und dafür sorgt, dass sich der äußere Schließmuskel entspannt und der Detrusor kontrahiert, damit die Blase sich entleeren kann. Probleme wie z. B. das Cauda-Equina-Syndrom stören diese reflektorische Aktivität und führen zu einer neurogenen Blasenfunktionsstörung.
Man unterscheidet zwei unterschiedliche Formen der Blasenfunktionsstörung:

1. Neurogene Reflexblase (spastische Blase)
   Eine Läsion des oberen Motoneurons ist Auslöser für eine spastische Blase und führt zu einer vollständigen Blasenentleerung, da das Miktionskontrollzentrum im Frontallappen geschädigt ist.
2. Schlaffe Blase
   Eine Schädigung des unteren Motoneurons führt zu einer schlaffen Blase. Diese Störung charakterisiert sich durch einen schweren Harnverhalt mit Überlaufinkontinenz. Auslöser ist eine Schädigung der spinalen Nervenwurzeln in der Cauda equina.

Leider sind Blasen-, Darm- und sexuelle Dysfunktionen sowie die Reithosenanästhesie hinsichtlich ihrer Ursachen multifaktoriell. In einer retrospektiven Befragung von 753 Patienten mit lumbalem Rückenschmerz in Großbritannien berichteten 28 % der Patienten von einer veränderten Blasen- und Darmfunktion und 27 % waren der Meinung, dass sich ihre Blasen- und Darmkontrolle seit Beginn ihrer Rückenschmerzen verändert hatte (Buchanan, 2013). Nur einer der Befragten litt unter einem radiologisch bestätigten CES, das im Rahmen einer Notoperation behandelt wurde. Ein akuter Harnverhalt kann durch verschiedenste Faktoren (▶ Tab. 5.2) ausgelöst werden, die zu einem Verschluss, einer Verengung oder Kompression der Harnröhre führen und zur Folge haben, dass kein Urin mehr ausgeschieden werden kann.

Das Reithosenareal

Die Reithosenanästhesie wird als Sensibilitätsverlust im Genital- und Analbereich beschrieben, der von den Nerven im Bereich der Sakralsegmente S3, S4 und S5 versorgt wird (▶ Abb. 5.4) (Standring, 2009). In Interviews und persönlichen Gesprächen mit CES-Patienten war die räumliche Ausdehnung der Reithosenanästhesie ein interessanter Aspekt. Ein 32 Jahre alter Patient mit CES beschrieb die Reithosenanästhesie anatomisch gesehen als all das umfassend, was beim Sitzen den Stuhl berührt – vom oberen Gesäß bis zu den Oberschenkeln. Die Betroffenen sprachen auch darüber, mit welchen Problemen dieser Sensibilitätsverlust selbst bei einfachen Tätigkeiten, z. B. dem Hinsetzen, einhergeht, da Gleichgewicht und Körperkontrolle stark beeinträchtigt sind. Ein anderer Betroffener beschrieb seine Ängste zu Beginn der Erkrankung, als er in der Badewanne sitzend plötzlich überhaupt keine Unterstützungsfläche mehr unter sich spürte. Er war sehr verunsichert, weil er keine Kontrolle über seinen Körper hatte und fürchtete, zu kippen. Das erweiterte „Reithosenareal" ist in ▶ Abb. 5.5 dargestellt.

Bednar (2016) schreibt, dass die Harnorgane betreffende Symptome wie Gefühlsstörungen, ein veränderter Harnstrahl, das Unvermögen Harn zu lassen, verzögertes oder erschwertes Urinieren üblicherweise vom Segment S2, perianale Symptome wie Taubheitsgefühl oder Schmerz hingegen meist von den Segmenten S2 – S4 vermittelt werden.

Sexuelle Dysfunktion

Die normale Sexualfunktion wird definiert als

> *„…komplexer bio-psycho-sozialer Prozess, der durch die koordinierte Aktion psychologischer, endokriner, vaskulärer und neurologischer Systeme gesteuert wird."*
>
> (Shamloul & Ghanem, 2013).

Ähnlich wie die Blasen- und Darmfunktionsstörung ist die sexuelle Dysfunktion multifaktoriell begründet und mit verschiedensten häufig auftretenden Gesundheitsstörungen verbunden. Sexuelle Funktionsstörungen umfassen alle Probleme, die einer normalen sexuellen Aktivität entgegenstehen. Dazu gehört sexuelles Verlangen oder Libido, sexuelle

Tab. 5.2 Potenzielle Auslöser von Blasen- oder Darmfunktionsstörungen
Benigne Prostatahyperplasie.
Gynäkologische Beschwerden wie z. B. Ovarialzysten, Uterusmyome und Organprolapse (Blase, Rektum oder Uterus) können bei Frauen ursächlich für einen akuten Harnverhalt sein, weil die Harnröhre von außen komprimiert wird.
Gastrointestinale und retroperitoneale Geschwulste können zum Harnverhalt führen, weil sie die dicht daneben liegende Harnblase oder die Harnröhre komprimieren.
Obstipation, eine typische Nebenwirkung von Schmerzmitteln, die häufig bei lumbalem Rückenschmerz verschrieben werden, kann zu einer fäkalen Impaktion führen, wodurch in der Folge auch die Harnröhre komprimiert werden kann.
Harnwegsinfektionen/Zystitis und sexuell übertragbare Krankheiten können sowohl bei Frauen als auch bei Männern zu lokalen Entzündungen und Harnverhalt führen, weil die Harnröhre vorübergehend verengt ist.
Auch Lyme-Borreliose, Varizella-Zoster- und Herpes-Simplex-Viren werden mit Harnverhalt in Verbindung gebracht.
Es gibt Patienten, bei denen eine einzige Schmerzepisode in der Beckenregion, z. B. das Einsetzen lumbaler Rückenschmerzen, ausreicht, um einen Harnverhalt auszulösen.
Verletzungen der Sexualorgane, z. B. des Penis, können einen akuten Harnverhalt auslösen. Auch postpartale oder postoperative Komplikationen nach Eingriffen im Beckenbereich oder nach Beckenverletzungen sind mögliche Auslöser eines Harnverhalts. Grund dafür kann eine Verletzung des N. pudendus sein, der durch das Becken verläuft und Blase, Darm und Sexualorgane versorgt.
Das Fowler-Syndrom, eine Dysfunktion des Harnröhrensphinkters, kann bei jungen Frauen Grund für einen akuten Harnverhalt sein.
Auch psychogene Ursachen können einen Harnverhalt bedingen.
Neurologische Erkrankungen wie Morbus Parkinson oder Multiple Sklerose.
Zerebrovaskuläre Erkrankungen oder Verletzungen des Rückenmarks können das obere Motoneuron beeinflussen und Blasenfunktionsstörungen verursachen.
Schlecht eingestellter Diabetes oder schwere Operationen im Beckenbereich können zu Schädigungen der peripheren Nerven führen, die Blase und Darm versorgen.
Auch viele Medikamente, die bei chronischen Erkrankungen eingesetzt werden, können einen Hartverhalt verursachen.

5

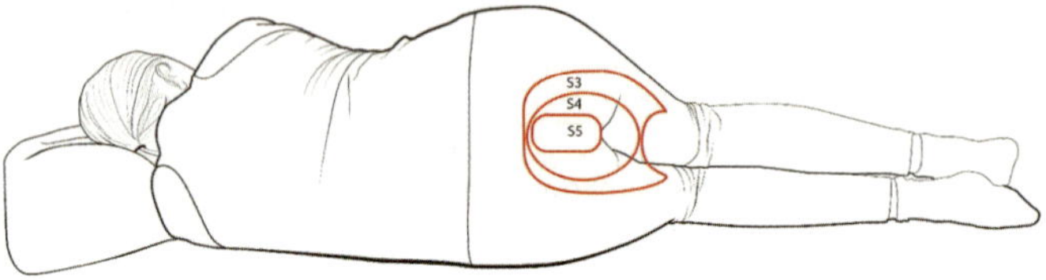

Abb. 5.4 Das anatomische „Reithosenareal" [G921]

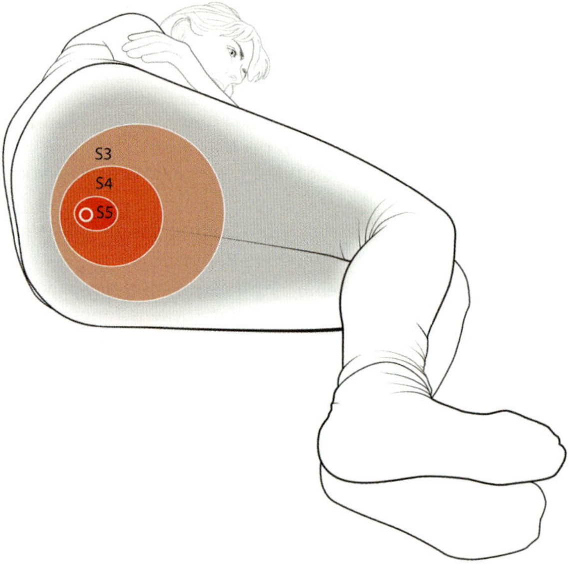

Abb. 5.5 Ausdehnung des Reithosenareals nach der Beschreibung eines Patienten mit CES [G921]

Erregung, Orgasmus und Rückbildungsphase. Eine sexuelle Dysfunktion, die im Rahmen eines CES auftritt, kann aufgrund der verschiedenen beschriebenen Probleme kompliziert sein.

Mit dem CES vergesellschaftete Formen sexueller Dysfunktion sind nach Korse et al. (2013)

- Impotenz
- verringerte Potenz
- Orgasmusschwierigkeiten
- wenig intensiver Orgasmus
- Anorgasmie
- verminderte oder fehlende Sensibilität der Vagina bzw. des Penis

- Inkontinenz während des Geschlechtsverkehrs
- Dyspareunie
- fehlender Bulbokavernosusreflex

Natürlich kann es für den Therapeuten sehr unangenehm sein, Fragen zu so intimen Aspekten zu stellen, bzw. für den Patienten unangenehm sein, solche Fragen zu beantworten. Dies veranlasste uns, eine Stichwortkarte für Therapeuten (▶ Abb. 5.6) und eine Informationskarte für Patienten (siehe nachfolgender Kasten) zu erarbeiten.

INFORMATIONSKARTE ZUM CAUDA-EQUINA-SYNDROM FÜR DEN PATIENTEN

- Sensibilitätsverlust/Kribbeln im Bereich der Oberschenkelinnenseiten oder der Genitalien
- Taubheitsgefühl in der Gesäßregion oder rund um das Gesäß
- Missempfindungen beim Abwischen mit Toilettenpapier
- Zunehmend erschwertes Urinieren
- Zunehmende Probleme mit der Harnkontrolle
- Sensibilitätsverlust beim Urinieren
- Harninkontinenz oder seit kurzem Gebrauch von Einlagen
- Kein Gefühl für den Füllstand der Blase
- Unfähigkeit, den Stuhldrang zu beherrschen oder unkontrollierter Stuhlabgang
- Sensibilitätsverlust beim Stuhlgang
- Veränderte Erektions- und Ejakulationsfähigkeit
- Sensibilitätsverlust in den Genitalien während des Geschlechtsverkehrs

Bei Auftreten mehrerer Symptome begeben Sie sich unverzüglich in ärztliche Behandlung!

5

5.3 Die Stadien des Cauda-Equina-Syndroms

Kliniker teilen das CES normalerweise in zwei Stadien ein, nämlich in das inkomplette CES ohne Harnverhalt (CESI) und das komplette CES mit Harnverhalt (CESR) (Gardner et al., 2011). Auch eine Einteilung in weitere Stadien ist möglich, so z. B. in das frühe CES (CESE) (Fairbank, 2014), auch als CESS (Verdacht auf CES) bezeichnet (Todd & Dixon, 2016), und das vierte Stadium, das komplette CES (CESC) (Todd & Dickson, 2016). In der nachfolgenden Tabelle (▶ Tab. 5.3) sind die vier Stadien des CES übersichtlich dargestellt.

Definitionen des Cauda-Equina-Syndroms, Differenzialdiagnose und Red Flags

Überraschenderweise gibt es trotz umfangreicher Literatur keine präzise Definition für dieses Krankheitsbild. Es ist offensichtlich (Greenhalgh et al., 2018), dass „*…die Entwicklung von CES-Anzeichen und Symptomen keinem festen Muster folgt*“,

Cauda-Equina-Syndrom – Warnzeichen

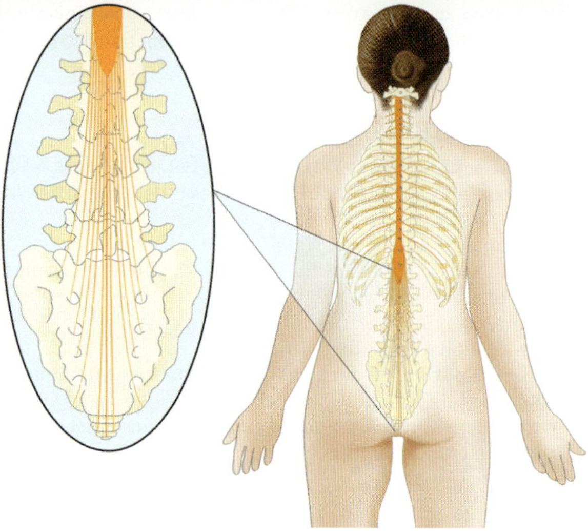

Cauda-Equina-Syndrom – Warnzeichen, die Sie kennen sollten

- Sensibilitätsverlust/Kribbeln im Bereich der Oberschenkelinnenseiten oder der Genitalien
- Taubheitsgefühl in der Gesäßregion oder rund um das Gesäß
- Missempfindungen beim Abwischen mit Toilettenpapier
- Zunehmend erschwertes Urinieren
- Zunehmende Probleme mit der Harnkontrolle
- Sensibilitätsverlust beim Urinieren
- Harninkontinenz oder seit kurzem Gebrauch von Einlagen
- Kein Gefühl für den Füllstand der Blase
- Unfähigkeit, den Stuhldrang zu beherrschen oder unkontrollierter Stuhlabgang
- Sensibilitätsverlust beim Stuhlgang
- Veränderte Erektions- und Ejakulationsfähigkeit
- Sensibilitätsverlust in den Genitalien während des Geschlechtsverkehrs

Jedes dieser Warnzeichen für sich oder in Kombination kann auf ein Cauda-Equina-Syndrom hinweisen.
Fordern Sie unverzüglich Hilfe für einen Notfall an.

NHS Bolton NHS Foundation Trust

Abb. 5.6 Stichwortkarte für den Therapeuten [P829/L231]

Tab. 5.3 Die vier Stadien des Cauda-Equina-Syndroms (Todd & Dickson, 2016)

CESS Suspected (Verdacht auf CES)	• Bilaterale radikuläre Schmerzen • (unilateral fortschreitend)
CESI Incomplete (inkomplettes CES)	• Blasenentleerungsstörungen mit neurologischer Ursache • Missempfindungen beim Urinieren • Fehlender Harndrang • Schwacher Harnstrahl • Urinieren nur unter Anstrengung möglich
CESR Retention (CES mit Harnverhalt)	• Schmerzloser Harnverhalt und Überlaufinkontinenz
CESC Complete (komplettes CES)	• Objektiver Verlust der Cauda equina-Funktion • Perianaler Sensibilitätsverlust • Patulöser Anus (offen) • Lähmung und Gefühllosigkeit von Blase und Darm

und dass es eine Vielzahl möglicher Anzeichen und Symptome gibt, auf die Kliniker und Therapeuten achten müssen. Angesichts einer solchen Vielfalt ist es unglaublich schwierig, Risiko- oder potenzielle Patienten mit CES frühzeitig zu identifizieren, zumal sich die Erkrankung extrem schnell verschlechtern kann. Aber gerade die Tatsache, dass es keine festen Muster gibt, ist für Kliniker hilfreich, da sich die meisten Experten eines hypothetisch-deduktiven Ansatzes bedienen, bei dem das Erkennen eines Musters ein Schlüssel für die Diagnosestellung ist. Die diagnostische Trefferquote im Rahmen der klinischen Untersuchung ist gering. Die meisten Patienten, bei denen ein CES befürchtet wird, haben tatsächlich keines. Und selbst bei Diagnosestellung durch Neurochirurgen liegt die Falschpositivrate bei 43 % (Bell et al., 2007). Laut Deyo et al. (1992) liegt die Sensitivität bei vorliegendem Harnverhalt bei 90 %. Bei Patienten ohne Harnverhalt liegt die Wahrscheinlichkeit für ein CES bei etwa 1 zu 10.000. Fraser et al. (2009) bestätigen in ihrem Review, für den sie 105 Fachzeitschriften analysiert hatten, dass es keine präzise Definition für das CES gibt. Sie erkannten zahlreiche signifikante Inkonsistenzen rund um Ätiologie und klinische Präsentation des CES und berichteten von 17 unterschiedlichen Definitionen. Aufbauend auf der inhaltlichen Analyse und Synthese dieser zahlreichen Definitionen wagten sie den Versuch einer neuen Definition:

Um ein CES diagnostizieren zu können, muss mindestens einer der nachfolgend genannten Punkte zutreffen:

1. Funktionsstörung der Blase und/oder des Darms,
2. reduzierte Sensibilität im Bereich des Reithosenareals sowie
3. sexuelle Dysfunktion mit einem möglichen neurologischen Defizit in der unteren Extremität (Verlust von Motorik/Sensorik, veränderte Reflexe).

Delitto et al. (2012) schreiben in *Low Back Pain: Clinical Practice Guidelines* der Physical Therapy Association wie folgt:

- Harnverhalt: Sensitivität 0,90; Spezifität 0,95; Wahrscheinlichkeitsquotient (LR) 18,0+ (95 % Konfidenzintervall (KI), 0,11–LR (95 % KI)
- Reithosenanästhesie: Sensitivität 0,75
- Sensorische oder motorische Defizite in den Füßen (Versorgungsgebiet L4, L5, S1): Sensitivität 0,80

Im Jahr 2015 hat die *British Association of Spinal Surgeons* (BASS) hilfreiche Versorgungsstandards bei vermutetem bzw. bestätigtem CES veröffentlicht (Germon et al., 2015). In diesen Standards wird das CES wie folgt definiert:

5

Bei Patienten mit akuten Rückenschmerzen (neu auftretend oder als eine Verschlimmerung bereits bestehender Symptome) und/oder Schmerzen in den Beinen mit Blasen- oder Darmstörung und/oder Reithosen-Sensibilitätsstörung sollte an ein CES gedacht werden.

Die BASS (Germon et al., 2015) unterstreicht insbesondere die verminderte Sensibilität und den Stellenwert der klinischen Untersuchung des CES. Mit Blick auf CES-Verdachtsfälle scheiben sie:

Die meisten dieser Patienten werden wahrscheinlich nicht unter einer kritischen Kompression der Cauda equina leiden. Dennoch, eben weil es keine zuverlässigen vorhersehbaren Symptome und Anzeichen gibt, sollte man nicht vor einer notfallmäßigen radiologischen Untersuchung zurückschrecken. **Hingegen sollte gut begründet und dokumentiert werden, warum keine radiologische Untersuchung angeordnet wurde.**

Die Diagnose des CES wird durch eine Magnetresonanztomografie (MRT) bestätigt. Obwohl die Untersuchungen in der klinischen Praxis häufig durchgeführt werden, sind die Trefferquoten vergleichsweise niedrig. Dies ist wohl eher der Tatsache geschuldet, dass die Durchführenden mit der klinischen Untersuchung nicht vertraut sind. An der Untersuchung selbst liegt es wohl weniger (Bell et al., 2007; Fairbank et al., 2011). Für die Diagnose des CES eignen sich die nachfolgend genannten spezifischen objektiven Tests (mit Nennung potenziell alarmierender Ergebnisse):

- Verringerte perianale Sensibilität bei leichter Berührung und/oder einem Nadelstich.
- Verlust oder Verringerung des Bulbokavernosusreflexes (reflektorische Kontraktion des Analsphinkters durch Stimulation der Glans penis oder der Klitoris), da der Reflex über die sakralen Nervenwurzeln, die eine enge anatomische Verbindung zu L1 haben, geleitet wird (Lavy et al., 2009).

- Verringerter Tonus des Schließmuskels bei der digital-rektalen Untersuchung (DRU).

Die DRU ist nur ein Teil der klinischen Untersuchung, jedoch aufgrund ihrer invasiven und sehr intimen Vorgehensweise heftig umstritten. Die Genauigkeit der DRU ist begrenzt (Sherlock et al., 2015): Trotzdem ist sie eine gut dokumentierte, wichtige Untersuchung und Bestandteil verschiedener CES-Behandlungsstandards (Germon et al., 2015; Todd & Dickson, 2016). Seit dem Ende des 20. Jahrhunderts ist der Zusammenhang zwischen reduziertem Tonus des Analsphinkters und einer Wirbelsäulenpathologie bekannt (Kostuik et al., 1986). Ebenso konnte ein enger Zusammenhang zwischen Analsphinktertonus, Reithosenparästhesie und einer schlechten Prognose belegt werden (Kennedy et al., 1999). Trotzdem kann der Analsphinktertonus in einem frühen CES-Stadium auch völlig normal sein – dann ist auch der beste Zeitpunkt für eine Operation!

Validität und Reproduzierbarkeit der Ergebnisse der digital-rektalen Untersuchung sind ebenfalls umstritten (Sherlock et al., 2015). Ein Team um Sherlock konstruierte mit Hilfe einer Blutdruck-Manschette einen künstlichen Anus. Diese Manschette konnte so aufgepumpt werden, dass sie einen normalen und einen abnormen Analtonus aufwies. 75 Ärzte unterschiedlicher Fachdisziplinen und 30 Vertreter der Gesundheitsfachberufe führten sodann eine digital-rektale Untersuchung durch. Obwohl die Gruppe der Ärzte hinsichtlich der DRU unterschiedlich fortgebildet war, hatten beide Testgruppen trotz medizinischer Erfahrung der Ärzte eine Trefferquote von 64 %. Es bestand kein Zusammenhang zwischen DRU-Erfahrung und den individuellen Untersuchungsergebnissen. Sherlock et al (2015) folgerten aus dieser Studie, dass selbst Erfahrung und Übung die Ergebnisse der DRU nicht verbessern und mahnen bei isolierter Interpretation der Testergebnisse zur Vorsicht. Im Jahr 2018 konnten Angus et al. im Rahmen einer retrospektiven Studie mit 309 Patienten, die mit dem Verdacht auf ein CES in die Notaufnahme gekommen waren, den begrenzten Nutzen der DRU bestätigen. Der anale Sphinktertonus hatte für die Diagnose des Cauda-Equina-Syndroms die geringste Aussagekraft. Fast die Hälfte der Patienten, die keine spinale Kompression aufwiesen, zeigte einen reduzierten Sphinktertonus und keiner der Patienten in der Gruppe mit einer spinalen Kompression wies einen verminderten Tonus auf. Aus diesem Grund müssen die Ergebnisse der DRU mit Vorsicht interpretiert und stets im Kontext des klinischen Gesamteindrucks betrachtet werden, zu dem auch ein Squeeze-Test[1], die Untersuchung der Reithosenparästhesie durch leichte Berührung und durch einen Nadelstich („Pin Prick") und, noch wichtiger, subjektive Symptome zählen. Das Ergebnis der DRU allein darf nicht als Entscheidungsgrundlage für weitere Untersuchungen oder eine Überweisung

[1] Anm. d. Übersetzers: Bestimmung des maximalen Kneifdrucks

ausschlaggebend sein. Interessanterweise konnten Angus et al. (2018) bei den Patientengruppen mit bzw. ohne Kompressionssyndrom auch keine Unterschiede hinsichtlich leichter Berührung und Nadelstichtest feststellen.

Todd & Dickson (2016) beschreiben das CES anhand von fünf charakteristischen Merkmalen:

- Bilaterale Ischialgien
- Verringerte perineale Sensibilität
- Verändere Blasenfunktion bis hin zu schmerzlosem Harnverhalt
- Verlust des Analtonus
- Sexuelle Dysfunktion

Verhagen et al. (2016) untersuchten internationale Leitlinien zur Behandlung lumbaler Rückenschmerzen (LBP) auf Red Flags. Sie identifizierten neun Red Flags, die als Warnsignal für ein CES angeführt wurden. Zwei dieser Red Flags wurden in verschiedenen Leitlinien wiederholt genannt – Reithosenanästhesie (perineales Taubheitsgefühl) und (plötzlich einsetzende) Blasenfunktionsstörung:

5

- Reithosenanästhesie/perineales Taubheitsgefühl
  Kanada, Europa, Finnland, Frankreich, Italien, Neuseeland, USA
- (Plötzlich einsetzende) Blasenfunktionsstörung (z. B. Harnverhalt, Überlaufinkontinenz)
  Kanada, Europa, Finnland, Frankreich, Italien, Neuseeland, USA
- Gestörte Anusfunktion/verringerter Analtonus
  Kanada, Europa, Finnland, Frankreich, Italien, Neuseeland
- Zunehmende Schwäche der unteren Extremität/Schwäche aufgrund einer Störung des unteren Motoneurons
  Europa, Finnland, USA
- (Ausgedehntes) sensorisches Defizit (der unteren Extremitäten)
  Italien, Neuseeland
- Gangstörung/-anomalie
  Europa, Neuseeland
- Stuhlinkontinenz
  Kanada, Neuseeland
- (Ausstrahlender) Schmerz in beide Beine
  Kanada, Italien
- Ischialgie
  Frankreich

Verhagen et al. (2016) stellten fest, dass es in den verschiedenen Leitlinien keinen Konsens darüber gab, welche Red Flags für die Diagnose ausschlaggebend sind, und dass ein Nachweis für die Exaktheit dieser Red Flags fehlt. Nach Verhagen et al. ist eine frühzeitige Überweisung an Spezialisten folglich von größter Bedeutung, denn nur so kann verhindert werden, dass lebensverändernde Folgen durch eine zu späte Diagnose eintreten.

Im Jahr 2018 erfolgte auf Drängen der *Medical Protection Society (MPS)* eine Überarbeitung der in der „Clinical Knowledge Summary“ des *Na-*

tional Institute für Health and Care Excellence (NICE) beschriebenen Red Flags für das Cauda-Equina-Syndrom. Laut MPS waren die Bedingungen, die für weitergehende Untersuchungen erfüllt sein mussten, vor der Überarbeitung kaum zu erfüllen. Genauer definierte Red Flags waren nötig, um eine frühzeitige Diagnose stellen zu können. Laut MPS sollte eine Überweisung zwecks weitergehender Untersuchungen an das Vorliegen folgender Red Flags geknüpft sein:

- Bilaterale Ischialgien
- Schwere oder fortschreitende bilaterale neurologische Beeinträchtigungen der Beine, z. B. motorische Schwäche bei der Knieextension, Knöchel-Eversion oder Dorsalflexion des Fußes
- Schwierigkeiten beim Einleiten des Miktionsvorgangs oder gestörte Wahrnehmung des Harnflusses (unbehandelt kann dies zu einem irreversiblen Harnverhalt mit Überlaufinkontinenz führen)
- Verlust der Wahrnehmung des Stuhldrangs (unbehandelt kann dies zu einer irreversiblen Stuhlinkontinenz führen)
- Empfindungsstörungen im Bereich des Anus, des Damms und der Geschlechtsteile (Reithosenanästhesie oder -parästhesie)
- Reduzierter Analtonus

(MPS, 2018)

Natürlich sind nicht bei jedem Patienten alle Zeichen oder Symptome präsent. Die in diesem Kapitel vorgestellten wissenschaftlichen Erkenntnisse zeigen, dass es keine speziellen Symptome, Anzeichen oder eine Kombination verschiedener Symptome gibt, die die Diagnose eines CES verlässlich bestätigen oder ausschließen. Nur durch genaue Anamnese und eine sich anschließende klinische Untersuchung kann ein CES frühzeitig diagnostiziert, entsprechend behandelt und somit eine lebenslange Behinderung ausgeschlossen werden. Eine exakte klinische Diagnose kann erst in einem fortgeschrittenen Stadium gestellt werden; dann jedoch sind bereits irreversible Schäden entstanden (Todd & Dickson, 2016). Aus diesem Grund ist es sehr herausfordernd, eine korrekte Diagnose zu stellen, wenn die Symptome – und vor allem die durch parasympathische Aktivitäten verursachten Symptome – noch sehr subtil und vage sind, und erst recht, wenn man den Patienten zum ersten Mal sieht.

Wir haben bereits darauf hingewiesen, wie wichtig es ist, dass Kliniker so kommunizieren, dass sie von ihren Patienten auch verstanden werden (Greenhalgh et al., 2015). Zudem haben wir erläutert, warum es so wichtig ist, dass Fragen zu schweren Erkrankungen ganz bewusst formuliert werden, da anderenfalls die Gefahr besteht, dass diese als abstrakt oder nebensächlich abgetan werden, vor allem wenn sie im Kontext starker Schmerzen gestellt werden. Als kleine Hilfestellung für die Konsultation haben wir für Kliniker eine Stichwortkarte erarbeitet (▶ Abb. 5.6), die dabei helfen kann, möglicherweise peinliche Momente bei der Befragung abzuschwächen und für den Patienten die Beantwortung zu erleichtern. Für die Patienten wiederum haben wir eine Informationskarte (siehe

Tab. 5.4 In diesen Sprachen ist die CES-Informationskarte für Patienten erhältlich

Arabisch	Mandarin
Bengalisch	Polnisch
Dari	Portugiesisch
Deutsch	Punjabi
Farsi	Rumänisch
Französisch	Russisch
Griechisch	Slowakisch
Gujarati	Somali
Hindi	Spanisch
Italienisch	Tschechisch
Kantonesisch	Türkisch
Kurdisch	Ungarisch
Lettisch	Urdu
Litauisch	Walisisch

Kasten „Informationskarte zum Cauda-Equina-Syndrom für den Patienten“ bei ▶ Abb. 5.6) entwickelt, die dieselben Informationen enthält und dem Patienten ausgehändigt werden kann (Greenhalgh et al., 2016). Diese Karte wurde in 28 Sprachen übersetzt (▶ Tab. 5.4) und ist auf der Webseite von *Dynamic Health, Cambridgeshire Community Service* http://www.eoemskservice.nhs.uk/ oder auf der *MACP* Website https://macpweb.org/home/ verfügbar.

Untersuchung mittels Magnetresonanztomografie (MRT)

Die Diagnose des CES muss durch eine Magnetresonanztomografie (MRT) bestätigt werden, um als korrekte Diagnose anerkannt zu werden. Die Untersuchung mittels MRT gilt als Goldstandard für den Nachweis dieser Erkrankung (Patel et al., 2016), da sie auch Strukturen wie Bandscheiben, Ligamentum flavum, Durasack und Nervenwurzeln effizient darstellt (Mukherjee et al., 2013). Laut Fairbank (2014) können Ursache und Krankheitsstadium nur durch eine MRT erkannt werden. Die Komplexität früher CES-Symptome, die hohe Inzidenz von Auffälligkeiten und Symptomen, welche ein CES vermuten lassen, sowie die fatalen Auswirkungen einer späten Diagnose rechtfertigen die hohe Anzahl von MRT-Untersuchungen, die letztlich ein Kompressionssyndrom ausschließen. Der Anteil an positiven CES-Diagnosen bei MRT Untersuchungen liegt nur zwischen 14 % – 33 % (Todd & Dickson, 2016). Dennoch sollten Ärzte bei relevanten Symptomen und Anzeichen eine MRT in die Wege leiten. Dies führt zwar zwangsläufig zu einer hohen MRT-Auslastung (vor allem Notfall-MRT-Untersuchungen), kann aber

damit begründet werden, dass schwere neurologische Folgen, die mit einem CES einhergehen, minimiert oder ganz verhindert werden (Todd & Dickson, 2016). Auch Germon et al. (2015) bestätigen, dass bei vielen Patienten, bei denen aufgrund der Symptome der Verdacht auf ein CES besteht, diese Diagnose im Rahmen einer MRT jedoch ausgeschlossen wird. Trotzdem sollte man angesichts der Bedeutung einer frühzeitigen Diagnose mit dieser radiologischen Untersuchung nicht lange warten.
Fairbank (2014) empfiehlt, bei nachfolgend genannten Symptomen rasch eine MRT durchzuführen:

- Bilaterale Ischialgie
- Bilaterale Parästhesien
- Bilaterales motorisches Defizit
- Schmerzen im Bereich des Perineums
- Parästhesien im Bereich des Perineums
- Veränderte Funktion der Blase/des Anus
- Blasendysfunktion

Man beachte, dass für ein vermutetes CES und eine anzuordnende MRT nicht alle Symptome vorhanden sein müssen.
Germon et al. (2015) geben Hilfestellung, wie mit den Ergebnissen der MRT-Untersuchung umzugehen ist:

- *Bestätigte Cauda-Equina-Kompression:* Notfallmäßige Überweisung an eine geeignete chirurgische Abteilung.
- *Ausschluss einer Cauda-Equina-Kompression und Auffinden der Schmerzursache:* Schnell einzuleitende weitere Untersuchungen, unter Umständen auch die Überweisung an eine entsprechende chirurgische Abteilung.
- *Nachweis einer nicht auf eine Kompression zurückzuführende Pathologie (z. B. Demyelinisierung)*: Überweisung an eine geeignete Fachabteilung.
- *Symptome des Patienten bleiben ungeklärt:* Möglicherweise ist es sinnvoll, den Patienten erneut zum Hausarzt zu überweisen.

Domen et al. (2009) untersuchten retrospektiv 58 Fälle mit einer CES-Verdachtsdiagnose, die in einer Notaufnahme gestellt wurde. Auch bei fehlenden charakteristischen CES-Symptomen empfehlen die Autoren für jeden Patienten ein Notfall-MRT, wenn bei Schmerzen im Lendenwirbelbereich oder einer Ischialgie urogenitale Symptome auftreten. Zudem schreiben sie, dass bei dieser Vorgehensweise zwar unnötige MRT-Untersuchungen durchgeführt werden, die Anzahl dieser jedoch vor dem Hintergrund möglicher schwerwiegender Folgen, z. B. dauerhafte Funktionsstörung des Anus und weitere lebensbeeinträchtigende Veränderungen, zu vernachlässigen ist.
Hassan et al. (2018) bemängeln die sehr eingeschränkte Möglichkeit von MRT-Untersuchungen außerhalb der regulären Dienstzeiten in Krankenhäusern, was die Situation akut verschlimmert. Die Autoren schlagen die Erarbeitung einer auf nationaler Ebene gültigen Regelung vor, welche die Möglichkeit von MRT-Untersuchungen in allen Krankenhäusern

rund um die Uhr regelt, damit CES-Verdachtsfälle zeitnah untersucht und unnötige Überweisungen an überlastete Wirbelsäulenzentren vermieden werden können.

Die Diagnose eines CES kann also sehr herausfordernd sein. Kliniker sollten bei Verdacht grundsätzlich rasch weiterführende Untersuchungen anordnen, wobei die Magnetresonanztherapie der Goldstandard ist. Um dauerhafte Schäden mit möglicherweise verheerenden und lebensverändernden Folgen für Patienten zu vermeiden, ist ein Notfallplan wichtig. Dies auch mit Blick auf kostenintensive Klagen aufgrund von fahrlässigem Verhalten, worüber wir im nächsten Kapitel berichten werden.

Literatur

Angus M, Hamad O, Siddique I, Yasin N, Mc Creary R. Can We Accurately Predict the Likelihood of Cauda Equina Syndrome in the Emergency Department. Leeds: Poster BritSpine; 2018.

Bednar D. Cauda equina syndrome from lumbar disc herniation. CMAJ. 2016;188(4):284.

Bell DA, Collie D, Statham PF. Cauda equina syndrome: what is the correlation between clinical assessment and MRI scanning? Br J Neurosurg. 2007; 21:201–203.

Brash J, Jamieson E, eds. Cunninghams Textbook of Anatomy. 7th ed. Oxford Medical Publications; 1937.

Buchanan E. How commonly do patients self-report subjective symptoms of cauda equina syndrome when asked on a screening form in a musculoskeletal triage service. CSP Congress. 2013.

Cyriax J. Cauda equina syndrome. BMJ. 1960; 1:279.

Delitto A, George SZ, van Dillen L, et al. Low back pain: clinical practice guidelines linked to the International Classification of Functioning, Disability, and Health from the Orthopaedic Section of the American Physical Therapy Association. J Orthop Sports Phys Ther. 2012; 42(4): A1–A57.

Deyo RA, Rainville J, Kent DL. What can the history and physical examination tell us about low back pain? JAMA. 1992;268(6):760–765.

Domen P, Hofman A, van Santbrink H, Weber W. Predictive value of clinical characteristics in patients with suspected cauda equina syndrome. Eur J Neurol. 2009; 16:416–419.

Douraiswami B, Muthuswamy K, Naidu D, Thanigai S, Anand V. Indeterminate cauda equina syndrome: a case report. J Clin Orthop Trauma. 2016;1(7):50–54.

Du Laurens A . Historia anatomica humani corporis p. 153. https://books.google.co.uk/books?id=uFSEpz9vWNMC&pg=PP4&redir_esc=y#v=onepage&q=cauda%20equina&f=false; 1600.

Fairbank J, Hashimoto R, Dailey A, Patel AA, Dettori JR. Does patient history and physical examination predict MRI proven cauda equina syndrome? Evid Based Spine Care J. 2011; 2: 27–33.

Fairbank J. Cauda equina syndrome – risk management. J Trauma and Orthop. 2014; 2(3): 49–50.

Fraser S, Roberts L, Murphy E. Cauda equina syndrome: a literature review of its definition and clinical presentation. Arch Phys Med Rehabil. 2009; 11:1964–1968.

Gardner A, Gardner E, Morley T. Cauda equina syndrome: a review of the current clinical and medico-legal position. Eur Spine J. 2011; 20: 690–697.

Germon T, Ahuja J, Casey A, et al. British association of spinal surgeons: standards of care for suspected and confirmed compressive CES. Spine J. 2015;15(2015):2S–4S.

Greenhalgh S, Truman C, Webster V, Selfe J. An investigation into the patient experience of cauda equina syndrome (CES). Physiother Pract Res. 2015; 36: 23–31.

Greenhalgh S, Truman C, Webster V, Selfe J. Development of a toolkit to manage cauda equina syndrome (CES). Prim Health Care Res Dev. 2016; 17(6): 559–567.
Greenhalgh S, Finucane L, Mercer C, Selfe J. Assessment and management of cauda equina syndrome. Musculoskelet Sci Pract. 2018; 37: 69–74. Grieve GP. Mobilisation of the Spine. 3rd ed. Edinburgh: Churchill Livingstone; 1979.
Grundy D, Swain A. ABC of Spinal Cord Injury. 3rd ed. BMJ Publishing Group; 1996.
Haldeman S, Kirkaldy-Willis W, Bernards T. An Atlas of Back Pain. The Parthenon Publishing Group; 2002.
Hassan M, Razak A, Hassan S, Choudhari K, Spink G. Time to implement a national referral pathway for suspected cauda equina syndrome: review and outcome of 250 referrals. Br J Neurosurg. 2018; 32(3): 264–268.
Kennedy J, Soffe K, McGrath A, et al. Predictors of outcome in cauda equina syndrome. Eur Spine J. 1999; 8: 317–322.
Korse N, Jacobs W, Elzevier H, Vleggeert-Lankamp C. Complaints of micturition, defecation and sexual function in cauda equina syndrome due to lumbar disk herniation: a systematic review. Eur Spine J. 2013; 22: 1019–1029.
Kostuik J, Harrington I, Alexander D, et al. Cauda equina syndrome and lumbar disk herniation. J Bone Joint Surg Am. 1986; 68A: 386–391.
Lavy C, James A, Wilson-MacDonald J, Fairbank J. Cauda equina syndrome. BMJ. 2009; 338: b936.
Maitland GD. Vertebral Manipulation. 4th ed. London: Butterworths; 1977.
McKenzie RA. The Lumbar Spine Mechanical Diagnosis and Therapy. Waikanae: Spinal Publications; 1981.
Medical Protection Society (MPS). 2018. Available online at: https://www.medicalprotection.org/uk/.
Mennell J. The Science and Art of Manipulation: The Spinal Column. 1st ed. London: J & A Churchill Ltd; 1952.
Mtui E, Gruener G, Dockerty P. Clinical Neuroanatomy and Neuroscience. Elsevier; 2016.
Mukherjee S, Thakur B, Crocker M. Cauda equina syndrome: a clinical review for the frontline clinician. Br J Hosp Med. 2013; 74(8): 460–464.
Parke WW, Gammell K, Rothman RH. Arterial vascularization of the cauda equina. J Bone Joint Surg Am. 1981; 63: 53–62.
Patel ND, Broderick DF, Burns J, et al. ACR appropriateness criteria low back pain. J Am Coll Radiol. 2016; 13(9): 1069–1078.
Price K. Towards a history of medical negligence. Lancet. 2010; 375: 192–193.
Shamloul R, Ghanem H. Erectile Dysfunction. Lancet. 2013; 381:153–165. Sherlock K, Turner W, Elsayed S, et al. The evaluation of digital rectal examination for assessment of anal tone in suspected cauda equina syndrome.
Spine. 2015; 40(15): 1213–1218.
Standring S. Gray's Anatomy. 40th ed. Churchill Livingstone; 2009.
Todd N. Causes and outcomes of cauda equina syndrome in medico-legal practice: a single neurosurgical experience of 40 consecutive cases. Br J Neurosurg. 2011; 25(4): 503–508.
Todd N, Dickson D. Standards of care in cauda equina syndrome. Br J Neurosurg. 2016; 30(5): 518–522.
Verhagen AP, Downie A, Popal N, Maher C, Koes BW. Red Flags presented in current low back pain guidelines: a review. Eur Spine J. 2016; 25: 2788–2808.
Woods E, Greenhalgh S, Selfe J. Cauda equina syndrome and the challenge of diagnosis for physiotherapists: a review. Physiother Pract Res. 2015; 36: 81–86.
Young PA, Young PH, Tolbert D. Basic Clinical Neurosience. 3rd ed. Wolters Kluwer; 2015.

5

6 Cauda-Equina-Syndrom: Folgen und Versorgung

Obwohl zahlreiche Behandlungsstandards zum Cauda-Equina-Syndrom (CES) erarbeitet wurden, stößt keiner von ihnen auf breite Zustimmung (Todd & Dickenson, 2016). Im Jahr 2015 hat die *British Association of Spinal Surgeons* (BASS) Behandlungsstandards definiert, die auf einem Konsens der Mitglieder basieren (Germon et al., 2015). Diese besonderen Ansätze wurden erarbeitet, weil einige BASS-Mitglieder den Verdacht hegten, dass manche Patienten wegen zu später Diagnosestellung und verzögerter Operation unnötig leiden müssen. Diese Auffassung vertreten auch viele Autoren, zumal der Zusammenhang zwischen verspäteter Diagnosestellung und dem Risiko nachfolgender Rechtsstreitigkeiten bekannt ist (Mukherjee et al., 2013). Trotz existierender Behandlungsstandards bleibt die optimale Empfehlung bezüglich Diagnose und Versorgung weiterhin umstritten (Todd & Dickson, 2016). Wie bereits im vorherigen Kapitel dargestellt, ist die Diagnosestellung in einem frühen Krankheitsstadium schwierig, eine späte Diagnose wiederum birgt das Risiko lebenseinschränkender Konsequenzen für den Patienten.

6.1 Operative Versorgung des CES im 20. Jahrhundert

Nachdem André du Laurens im Jahr 1600 die Cauda equina erstmals beschrieben hatte, vergingen viele Jahre, bis das CES-Kompressionssyndrom als klinisches Problem im frühen 20. Jahrhundert erkannt wurde. Bis dahin glaubte man, dass spinale Tumoren für die Kompression ursächlich seien. Im frühen 20. Jahrhunderts änderte sich diese Auffassung aufgrund neuer anatomischer und klinischer Erkenntnisse. In zahlreichen Fachpublikationen aus dieser Zeit wurde von CES-Fällen berichtet, die durch Diskushernien und nicht durch ein Karzinom verursacht wurden. Als früheste Quelle gilt Elsberg (1916), der in seinem Fachaufsatz ein Chondrom der Wirbelsäule beschreibt, welches zu einer Kompression der Cauda equina geführt hatte. Dandy (1929) veröffentlichte die erste wissenschaftliche Arbeit, einen Fallbericht, in welchem die Kompression der Cauda equina konkret auf eine Diskushernie zurückgeführt werden konnte. In diesem Artikel schreibt Dandy, dass

…im Rahmen einer Literaturrecherche keine weiteren Fälle dieser Art gefunden werden konnten.

Er beschreibt zwei durch Diskushernien verursachte Cauda-Equina-Syndrome, die operativ behandelt wurden:

Bei der Läsion handelt es sich um ein komplett abgetrenntes Knorpelfragment einer (lumbalen) Bandscheibe, das von Serum umgeben ist. Das Fragment ist raumfordernd dorsal in den Spinalkanal eingetreten und verursacht durch Kompression der Nervenwurzeln der Cauda equina motorische und sensorische Lähmungen …

Mixter und Parr, die im Jahr 1934 in ihrem vielzitierten und bahnbrechenden Fallbericht „*Rupture of the intervertebral disc with involvement of the spinal canal*" von einer durch eine Diskushernie verursachten Kompression der Cauda equina berichteten, werden häufig zu Unrecht als diejenigen zitiert, die den Begriff „*Cauda-Equina-Syndrom*" geprägt haben (Mixter & Barr, 1934). Es ist jedoch nicht bekannt, wer diesen Terminus tatsächlich zuerst gebraucht hat. Der erste Artikel mit dem „Cauda-Equina-Kompressionssyndrom" im Titel stammt wohl von French und Payne aus dem Jahr 1944 (French & Payne, 1944). In diesem Artikel beschreiben die Autoren acht durch Diskushernien ausgelöste CES-Fälle, die durch operative Entlastung behandelt wurden. Ihr Behandlungsleitfaden hat selbst 70 Jahre später nicht an Aktualität verloren:

Diese Patientengeschichten zeigen, wie gefährlich es sein kann, wenn eine Bandscheiben-OP aufgrund einer Fehldiagnose oder einer Fehlentscheidung aufgeschoben wird. Obwohl fast alle Patienten schon lange unter einer bandscheibenbedingten Erkrankung litten, wurde die Diagnose erst gestellt, als sie bereits ausgeprägte Symptome einer Cauda-Equina-Kompression zeigten. Ein sehr langer Krankenhausaufenthalt und eine lange Rekonvaleszenz waren die Folge. Die Gefahr bleibender Lähmungen war in allen Fällen gegeben. Angesichts der Tatsache, dass viele dieser Patienten vor der akuten Episode, die im Cauda-Equina-Syndrom endete, nur minimale Beschwerden hatten, besteht grundsätzlich für alle Patienten mit diskogenen Schmerzen ein hohes Risiko, ein ähnliches Schicksal zu erleiden.

Ähnlich äußert sich einige Jahre später auch Howard Black in seinem Bericht über elf CES-Fälle (Black 1948):

Eine sofortige Operation ist entscheidend für eine zufriedenstellende Genesung. In einem Fall hatte man von der Diagnosestellung des CES bis zur Operation zu lange gewartet. Bei diesem Patienten konnte im Vergleich zu den Patienten, die schnell operiert wurden, durch den operativen Eingriff so gut wie keine Verbesserung mehr erzielt werden.

6.2 Operative Versorgung des CES im 21. Jahrhundert

Die derzeit gültige Empfehlung der *British Association of Spinal Surgeons* (BASS) lautet unmissverständlich:

Durch eine verzögerte Operation kann man nichts gewinnen, wahrscheinlich aber viel verlieren. Eine möglichst rasche operative Dekompression wird empfohlen …

Zu Beginn des 21. Jahrhunderts gab es noch keine klaren Vorgaben bezüglich des optimalen Zeitpunktes einer operativen Versorgung. Obwohl man sich in einigen frühen chirurgischen Berichten für eine frühzeitige Operation ausgesprochen hatte, wurde der optimale Zeitpunkt viele Jahre lang kontrovers diskutiert, weil prospektive randomisierte Studien fehlten und in einigen der publizierten retrospektiven Studien die Zeitintervalle zwischen aufgetretenen Symptomen und Operation unzulänglich definiert worden waren oder es sich um gemischte Patientenkohorten gehandelt hatte, die sowohl CESI- (CES ohne Harnverhalt) als auch CESR-Patienten (CES mit Harnverhalt) umfassten und deshalb valide Schlussfolgerungen unmöglich machten (Mukherjee et al., 2013).

Nur vier bis sieben Prozent der klinischen CES-Verdachtsfälle erfordern eine Notoperation (Todd & Dickson, 2016).

Im Rahmen einer Metaanalyse untersuchte ein Team um Ahn (2000) den Zusammenhang zwischen operativer Dekompression und klinischem Outcome. Sie erkannten einen signifikanten Vorteil, wenn innerhalb von 48 Stunden nach Eintritt des CES operiert wurde. Im Jahr 2002 veröffentlichten Gleave und Macfarlane einen zu dieser Zeit als revolutionär geltenden Aufsatz (Gleave & Macfarlane, 2002). Sie teilten das CES in zwei Stadien ein: CES ohne Harnverhalt und CES mit Harnverhalt. Sie schlugen vor, bei Patienten mit CES ohne Harnverhalt eine Notoperation in Erwägung zu ziehen, was auch heute noch den Empfehlungen der BASS entspricht (Germon et al., 2015). Diese Patientengruppe hatte nach ihrer Meinung eine gute Prognose. Anders beurteilten sie Patienten, die bereits länger als 48 Stunden unter einem CES mit Harnverhalt litten. Im Gegensatz zu den aktuellen BASS-Empfehlungen (Germon et al., 2015) waren sie der Auffassung, diese Patientengruppe hätte durch eine verzögerte Operation keine weiteren negativen Folgen zu befürchten, da ihr prognostizierter neurologischer Zustand ohnehin als schlecht einzustufen sei (Gleave & Macfarlane, 2002). Damals wurde ein sicheres Zeitfenster von 48 Stunden vorgeschlagen und weitgehend akzeptiert. Dennoch wurden diese Patienten für eine Notoperation vorgemerkt, allerdings erst bei der nächsten sich ergebenden Gelegenheit. In jüngerer Zeit widerlegten Autoren wie Chau et al. (2014) die These eines „sicheren" Zeitfensters, innerhalb dessen eine Operation folgenlos verzögert werden kann. Im Rahmen eines systematischen klinischen Reviews fanden sie keine eindeutigen Belege für die Existenz einer solchen 48-stündigen Zeitspanne.
Fairbank (2014) zitiert die Leitlinien der *Society of British Neurological Surgeons*, gemäß derer eine Operation unverzüglich erfolgen sollte. Das nachfolgende Zitat ist ebenso simpel wie aufschlussreich:

Durch eine verzögerte Operation kann man nichts gewinnen, wahrscheinlich aber viel verlieren.

Sun et al. (2014) präsentierten eine groß angelegte und detaillierte Analyse der Entstehungsmuster von CES-Symptomen. Sie sind der Meinung, dass Patienten mit frühen Anzeichen eines CES (CES-E) für eine Operation in Betracht gezogen werden sollen, bevor sich die Anzeichen und Symptome verstärken, insbesondere wenn sich diese von einseitigen zu beidseitigen Beinschmerzen entwickeln. Interessanterweise ähnelt diese Empfehlung für das frühe CES-Stadium der Einschätzung von Cyriax aus dem Jahr 1960. Trotz aller Kontroversen um den richtigen Zeitpunkt für eine Operation liegt die Entscheidung grundsätzlich bei den Spezialisten des chirurgischen Teams. Aufgabe der Therapeuten in der Grundversorgung ist und war es schon immer, Verdachtsfälle zu erkennen und diese rasch an die entsprechenden Fachleute zu überweisen (Mukherjee et al., 2013). (An dieser Stelle sei auch auf den Abschnitt „*Klinische Behandlungspfade*" im nachfolgenden Teil des Buches verwiesen).

Die Entscheidung für eine frühzeitige Überweisung muss sorgfältig getroffen werden und sollte eher anhand des jeweiligen Zustands des Patienten als auf der Basis spezifischer Regelwerke basieren. Die klare Botschaft der Spezialisten lautet, dass eine frühzeitige Notoperation für CES-Patienten dringend empfohlen wird.

6

Dhatt et al. (2011) beleuchten die Situation aus einer ganz anderen Perspektive. Ihre in Indien durchgeführte retrospektive Studie ist insofern ungewöhnlich, als sie das Outcome von 50 Patienten analysierten, die sich allesamt in einem sehr fortgeschrittenen Krankheitsstadium (mittlere Verzögerung = 12,2 Tage) dem chirurgischen Team vorgestellt und sich bald danach einer operativen Dekompression unterzogen hatten. Das Team um Dhatt stellte fest, dass die Genesung nach der operativen Dekompression bei vorliegendem CES viel langsamer voranschritt als dies bei anderen Bandscheibenoperation üblicherweise der Fall war. Dennoch belegen ihre Untersuchungen, dass selbst eine späte Dekompression mit einem positiven Outcome verbunden sein kann, obgleich die Wiedererlangung neurologischer Funktionen, vor allem autonomer Nervenfunktionen, wenn überhaupt, bei diesen Patienten viel länger dauert. Tamburrelli et al. (2014) bestätigen die Notwendigkeit einer langen Nachsorge, um ein bestmögliches Outcome für dieser Patienten zu erzielen. Das Team um Tamburrelli untersuchte im Rahmen einer Beobachtungsstudie acht männliche Patienten, die zwischen 2007 und 2009 in einem Spezialzentrum operiert worden waren. Sie bestätigten die langsame Genesung, von der bereits in der Fachliteratur berichtet wurde. Tamburrelli und Kollegen stellten fest, dass einer der Patienten dieser kleinen Studie, der sich mit bereits erheblichen neurologischen Beeinträchtigungen vorgestellt hatte, auch ein sehr schlechtes Outcome hatte. Bei den anderen sieben Patienten, die über mehrere Jahre hinweg überwacht worden waren, konnte eine signifikanten Zustandsverbesserung erzielt werden. Obwohl die Versorgung des CES nach wie vor kontrovers diskutiert wird, ist klar, dass die zeitnahe Untersuchung durch einen Experten sehr wichtig ist, ganz egal wie lange die CES-Symptome schon bestehen.

6.3 Chirurgische Beratung

Laut Germon et al. (2015) sollten alle Patienten, die sich wegen eines CES operieren lassen, dahingehend informiert werden, dass das Ziel der chirurgischen Intervention in der Erhaltung der zum Zeitpunkt der Operation vorhandenen Funktionen liegt. Die Betroffenen sollten wissen, dass die Möglichkeit einer Zustandsverbesserung besteht, es aber – wenn auch selten – ebenso zu einer Verschlechterung der Symptome kommen kann. Dazu gehören Lähmungen, Verlust der Blasen- und Darmkontrolle sowie erhebliche sexuelle Funktionsstörungen, wie zum Beispiel Impotenz.

Rechtsstreitigkeiten

Physiotherapeuten müssen innerhalb eines sehr engen Zeitfensters entscheiden, ob das Problem des Patienten physiotherapeutisch behandelt werden kann (Patient bleibt), oder ob der Patient vor Behandlungsbeginn zur weiteren Abklärung an andere medizinische Professionen überwiesen werden muss (Patient wird überwiesen). Der Physiotherapeut hat seine berufliche Sorgfaltspflicht zu wahren und ist gesetzlich verpflichtet, seine Patienten angemessen und zeitnah zu versorgen. Bei Verdacht auf CES liegt die Verpflichtung eindeutig darin, den Patienten schnell an einen Experten zu überweisen. Laut aktuellen Leitlinien des *Weltverbandes für Physiotherapie* (World Confederation for Physical Therapy, WCPT) gehört diese Entscheidungsfindung zu den physiotherapeutische Kernkompetenzen im Umgang mit Patienten mit potenziell schwerwiegenden Erkrankungen (z. B. CES). Wie die einzelnen Länder diesen Aspekt der physiotherapeutischen Praxis in ihre jeweiligen länderspezifischen Richtlinien umsetzen, ist höchst unterschiedlich (Lackenbauer et al., 2017). Zum Schutz vor Rechtsstreitigkeiten müssen sich die Leser dieses Buches, die außerhalb Großbritanniens praktizieren, mit den jeweils gültigen Standards vor Ort vertraut machen und klären, wie in der Praxis hinsichtlich Weiterbehandlung beziehungsweise Überweisung bei möglicherweise schweren Erkrankungen gehandelt werden muss.

Im Jahr 2014 veröffentlichte die *Chartered Society of Physiotherapy* (CSP) in Großbritannien online einen zweiseitigen Bericht mit dem Titel „*Learning from Litigation*“[1], der eine Reihe von Schlüsselinformationen zum CES enthält (CSP 2014). In diesem Artikel wird aufgezeigt, wie sich die Rolle des Physiotherapeuten in den vergangenen 20 Jahren verändert hat. So heißt es:

[1] Anm. des Übersetzers: „Was wir aus Rechtsstreitigkeiten lernen"

Viele Patienten mit Rückenschmerzen kommen zum Physiotherapeuten, ohne zuvor einen Arzt konsultiert zu haben. Als selbstständige und verantwortungsbewusste Berufsgruppe müssen Physiotherapeuten – ob mit viel oder wenig Erfahrung – in der Lage sein, diejenigen unter den Patienten zu identifizieren, die dringend einer medizinischen Abklärung bedürfen und entsprechend handeln.

Weiter heißt es, dass Physiotherapeuten heute mit höherer Wahrscheinlichkeit als früher in Rechtsstreitigkeiten wegen CES verwickelt werden:

Der Grund für eine Klage liegt darin begründet, dass der Therapeut versäumt hat, den Patienten gründlich zu untersuchen: also auf vorhandene „Red Flags" zu reagieren, den Patienten mit entsprechender Dringlichkeit an einen Experten zu überweisen oder genauer zu untersuchen. Diese Vorwürfe betreffen nicht nur Ärzte und Chirurgen. Auch Physiotherapeuten handeln fahrlässig, wenn sie nicht entsprechend handeln und/oder einen Patienten mit möglichem CES weiterüberweisen.

Im Jahr 2017 veröffentlichte die CSP ein klinisches Update und eine Videobotschaft. Beide geben wertvolle Informationen zum Umgang mit Patienten mit Verdacht auf CES. Das Update ist unter nachstehendem Link verfügbar: http://csp.org.uk/frontline/article/clinical-update-cauda-equina-syndrome

6

CSP-Mitglieder können sich das Video unter nachfolgendem Link ansehen (Mitglieder müssen sich zunächst einloggen):
http://www.csp.org.uk/publications/learning-litigation-cauda-equina-syndrome-ces

Das Video ist auch auf Youtube frei verfügbar: https://www.youtube.com/watch?v=8rRq5QqoK3o

Das CES steht bei orthopädischen Chirurgen im Bereitschafts- und Notdienst hinsichtlich der Patientensicherheit an oberster Stelle (Lavy et al., 2009). Es ist allgemein bekannt, dass die steigende Zahl von Rechtsstreitigkeiten nicht auf zunehmende klinische Fahrlässigkeit zurückzuführen ist, sondern vielmehr auf „die steigende Tendenz (seitens der Patienten), Rechtsmittel einzulegen" (Chacko, 2009). Im Vergleich zu früher ist die aktuelle Klagesituation wie folgt: Vertreter der Gesundheitsberufe, inklusive Physiotherapeuten, werden häufiger verklagt; wenn sie verklagt werden, sind es meist sie, die den Prozess verlieren; und wenn sie verlieren, werden immer höhere Strafen gegen sie verhängt. Im Jahr 2004 beliefen sich die Gesamtkosten für Ansprüche aus Verfahren wegen klinischer Fahrlässigkeit auf 7,78 Milliarden Pfund, was etwa 13 % des Budgets des *National Health Service* (NHS) entspricht. Im Durchschnitt werden für eine nicht oder zu spät gestellte CES-Diagnose in Großbritannien 336.000 Pfund Entschädigung pro Fall gezahlt, in den USA etwa 549.427 Dollar (Fairbank, 2014). Die höchste zwischen 2003 und 2008 für eine CES-Klage verhängte Entschädigungszahlung belief sich auf 2.041.000 Pfund (Todd & Dickson, 2016). Da Patienten zunehmend bewusst wird, dass Prozesse wegen fahrlässigen Handelns im Zusammenhang mit CES von den Vertretern der Gesundheitsberufe meist verloren werden und die Gerichte in der Regel hohe Strafen verhängen, wird in Zukunft mit Sicherheit noch viel häufiger geklagt werden (Chacko, 2009).

Die Gesetzeslage zum Umgang mit medizinischer Fahrlässigkeit lässt sich auf drei wesentliche Faktoren reduzieren (Price, 2010):

1. Feststellung, dass der Therapeut/Arzt, in diesem Falle der Beklagte, dem Patienten gegenüber eine Fürsorgepflicht hatte.
2. Feststellung, dass der Beklagte gegen diese Fürsorgepflicht verstoßen hat, weil die Behandlung nicht nach den gültigen Behandlungsstandards erfolgte.
3. Nachweis, dass dem Patienten durch diese Pflichtverletzung ein Schaden entstanden ist oder eine Verletzung zugefügt wurde. Anhand des „verantwortungsbewussten Handelns" eines „gewissenhaften Therapeuten" wird der jeweilige Behandlungsstandard definiert und daraus abgeleitet, ob ein Verstoß dagegen erfolgte und ob dieser ursächlich für das Therapieergebnis war.

Fairbank (2014) formuliert es sehr deutlich:

Wenn Sie bei einem Patienten ein CES vermuten, obwohl noch keine Anzeichen dafürsprechen, sollten Sie eine Abklärung durch ein bildgebendes Verfahren in Erwägung ziehen. Außerdem MÜSSEN Sie (den Patienten) über weitere Symptome, die für eine Verschlechterung sprechen, aufklären und (ihm) eindringlich klarmachen, dass in einem solchen Fall eine erneute Vorstellung dringend erforderlich ist.

Auch wenn ein Patient zum Zeitpunkt der Konsultation noch keine Red Flags gezeigt hat, kann er dennoch wegen fahrlässigen Verhaltens klagen, wenn er nicht darüber informiert wurde, dass er sich bei Entwicklung von Symptomen erneut hätte vorstellen müssen (Cauda Equina Syndrome Compensation Claim Solicitors, 2016). Diese Tatsache war einer der Auslöser für die Erarbeitung der Informationskarte für den Patienten (▶ Kap. 5.2).

Der nachfolgenden Infobox können Sie entnehmen, welche Informationen Patienten derzeit auf der Website der *Cauda Equina Syndrome Compensation Claim Solicitors* erhalten, wenn sie eine Klage gegen Therapeuten/Mediziner wegen fahrlässigen Verhaltens in Erwägung ziehen.

WAS SIE FÜR DEN NACHWEIS EINES BEHANDLUNGSFEHLERS VORLEGEN MÜSSEN (CAUDA EQUINA SYNDROME COMPENSATION CLAIM SOLICITORS, 2016)

Wenn Sie glauben, dass bei Ihnen das Cauda-Equina-Syndrom zu spät erkannt oder behandelt wurde, müssen Sie für den Nachweis eines medizinisch fahrlässigen Verhaltens belegen können, dass

- das Unterlassen der Diagnose/das Nichtvermuten von bzw. die nicht erfolgte Warnung vor Red Flag-Symptomen nicht durch ein medizinisches Gutachten gestützt würde (mit anderen Worten: man ist seiner Sorgfaltspflicht Ihnen gegenüber nicht nachgekommen) und
- die verspätete Diagnosestellung Ihres Cauda-Equina-Syndroms bei Ihnen zu einem schlechteren Therapieergebnis geführt hat (Kausalität).

Um einen Anspruch wegen medizinischer Fahrlässigkeit, die sich aus einer zu späten Diagnosestellung ergibt, prüfen zu können, müssen Sie in einem ersten Schritt alle verfügbaren Behandlungsunterlagen anfordern. Diese werden an unabhängige medizinische Experten weitergeleitet, welche dann ein Gutachten erstellen und klären, ob eine Pflichtverletzung vorliegt und ob Sie durch diese einen Schaden erlitten haben.

Schließlich ist es sehr wichtig, dass eine zeitnahe und genaue Dokumentation der Konsultation sowie Aussagen zum Inhalt des Beratungsgesprächs vorliegen, denn „was nicht dokumentiert wurde, hat auch nicht stattgefunden" (Fairbank, 2014). Dies ist angesichts der Untersuchungsergebnisse von Leerar et al. (2007) relevant, die die Akten von 160 Patienten mit Rückenschmerzen aus sechs ambulanten physiotherapeutischen Zentren in den USA auf das Vorhandensein bzw. das Fehlen nachfolgender 11 Red Flags untersuchten:

6

- Alter (50 Jahre und älter)
- Blasenfunktionsstörung
- Krebserkrankung in der Vorgeschichte
- Immunsuppression
- Ruhe-/Nachtschmerz
- Trauma
- Reithosenanästhesie
- Neurologisches Defizit an den unteren Extremitäten
- Gewichtsverlust
- Kürzlich durchlittene Infektion
- Fieber/Schüttelfrost

Die Dokumentation der Red Flags war in manchen Fällen sehr umfangreich, in anderen fehlte sie völlig. Die am häufigsten dokumentierten Red Flags waren Alter über 50 Jahre, Blasendysfunktion, Krebserkrankung in der Vorgeschichte, Immunsuppression, Nachtschmerz, Trauma in der Anamnese, Reithosenanästhesie und neurologische Defizite an den unteren Extremitäten. Red Flags, die nicht regelmäßig dokumentiert wurden, waren Gewichtsabnahme, kürzlich durchlittene Infektionen und Fieber/Schüttelfrost.

Im Kontext des CES ist positiv zu bewerten, dass nachfolgende Red Flags immer bzw. fast immer dokumentiert wurden: Blasenfunktionsstörung (100 %), Reithosenanästhesie (98,7 %) und neurologische Defizite an den unteren Extremitäten (98,7 %).

Klinischer Behandlungspfad

(Mit anderen Worten: Was tun Sie, wenn Sie bei einem Patienten ein CES vermuten?)

Viele Autoren (Fairbank, 2014; Daniels et al., 2012; Strigenz, 2014) halten es für sehr sinnvoll, CES-Risikopatienten umfassend über die entsprechenden Anzeichen und Symptome aufzuklären und ihnen mitzuteilen, wann welche Maßnahmen zu ergreifen sind, wenn eben diese Symptome/Anzeichen auftreten. Daniels et al. (2012) empfehlen, grundsätzlich alle Patienten mit Rückenschmerzen entsprechend aufzuklären, während Fairbank (2014) die Auffassung vertritt, nur Patienten, bei denen der Verdacht naheliegt, dass sie ein CES entwickeln könnten, auf mögliche Anzeichen und Symptome hinzuweisen und ihnen zu erklären, welche Sofortmaßnahmen zu ergreifen sind:

Sie MÜSSEN vor Symptomen, die für eine Zustandsverschlechterung sprechen, warnen und eindringlich auf eine unverzügliche Wiedervorstellung drängen (Fairbank, 2014).

Auch Strigenz (2014) teilt die Auffassung, dass alle Patienten aufgeklärt werden sollten, damit sie „ihr eigener Anwalt" sein können.

Nachfolgende Infobox enthält beispielhaft einen Versorgungsstandard, eingebettet in einen CES-Behandlungspfad, so wie er derzeit im Süden Englands in die Praxis umgesetzt wird.

6

SUSSEX MUSCULOSKELETAL (MSK) PARTNERSHIP STANDARDS OF CARE (CES BEHANDLUNGSPFAD)

Dokumentation des Cauda-Equina-Syndroms (CES)

Keine Dokumentation = keine Evidenz

Folgende Anzeichen und Symptome sind zu dokumentieren:

- Veränderte Blasenkontrolle inkl. der Fähigkeit des Harnlassens
- Veränderte Darmkontrolle inkl. der Fähigkeit zur Darmentleerung
- Reithosenanästhesie
- Veränderte Sexualfunktion

Merke: Die Befragung des Patienten sollte so erfolgen, dass Bedeutung und Ernsthaftigkeit der Lage deutlich werden; außerdem sollte der Patient für möglicherweise subtile und unklare Symptome sensibilisiert werden – natürlich in einer für den Patienten verständlichen Form. Wichtig ist es, Worte zu wählen, die der Patient auch versteht. Eventuell müssen Sie – je nach Patientenreaktion – weitere Fragen stellen.

Bei Verdacht auf CES sind folgende Punkte zu dokumentieren:

- Uhrzeit und Datum des Patientengesprächs
- Verdacht auf CES und zeitlicher Verlauf der CES-Symptome
- Dokumentation der ergriffenen Maßnahmen, z. B. Überweisung des Patienten an die Notaufnahme, und Dokumentation, mit wem Sie wann gesprochen haben.

Besteht bei dem Patienten das Risiko für die Entwicklung eines CES, dann sind folgende Punkte zu dokumentieren:

- Safety netting (Geben von Warnhinweisen) bzw. Aufklärung des Patienten, auf was er achten muss
- Aushändigung von Informationsmaterialien/der Informationskarte (▶ Kap. 5.2), damit der Patient weiß, auf welche Anzeichen und Symptome er achten muss
- Klare Handlungsanweisungen für den Fall, dass der Patient Anzeichen und Symptome entwickelt sowie Aufklärung, innerhalb welches zeitlichen Rahmens er handeln muss.

Die Bedeutung des für Sie gültigen CES Behandlungspfads darf nicht unterschätzt werden. Hier ein Beispiel: Es ist Freitag, 16.00 Uhr. Was tun Sie, wenn bei Ihrem nächsten Patienten der Verdacht auf ein CES besteht? Wichtig ist, dass der Behandlungspfad die Entscheidung für eine radiologische Untersuchung am selben Tag und ein chirurgisches Konzil erleichtert und gleichzeitig unnötige stationäre Aufnahmen von Patienten, die kein CES haben, vermeidet, zumal sich der Verdacht auf CES in den meisten Fällen nicht bestätigt. Physiotherapeuten kommt unter Umständen eine wichtige Rolle zu, wenn es darum geht, Patienten und Chirurgen rechtzeitig zusammenzubringen und gleichzeitig unnötige Krankenhauseinweisungen zu vermeiden. Wenn chirurgische Maßnahmen verzögert erfolgen, kann dies zu einer irreversiblen Schädigung der Blasen-, Darm- und Sexualfunktion sowie zu chronischen Schmerzen führen. Dies wiederum zieht mit hoher Wahrscheinlich strafrechtliche Konsequenzen nach sich. Bei Verdacht auf ein CES gebietet es die Sorgfaltspflicht des Physiotherapeuten, den Patienten weiter zu überweisen, damit noch am selben Tag eine Notfall-MRT durchgeführt werden kann, um die Diagnose eines CES zu bestätigen oder auszuschließen.

Durch eine verzögerte Operation kann man nichts gewinnen, wahrscheinlich aber viel verlieren.
Eine Operation sollte so schnell wie nur irgend möglich durchgeführt werden.

(Germon et al., 2015; Todd & Dickson, 2016)

Übungsbeispiel Jennifer

Es folgt ein hypothetisches Fallbeispiel, anhand dessen Sie testen können, wie es um Ihre Fähigkeit zur klinischen Entscheidungsfindung bestellt ist. Unseren Vorschlag für das weitere Vorgehen finden Sie in der Antwort unter der jeweiligen Frage ***in Grau***.

1. Jennifer wurde Ihnen mit hoher Dringlichkeit wegen Rückenschmerzen zugewiesen. Vor zwei Wochen hatte sie einmalig unter Harninkontinenz gelitten, seitdem jedoch keine vergleichbaren Probleme gehabt. In der eingehenden subjektiven und objektiven Untersuchung können Sie keine weiteren Anzeichen und Symptome, die laut Stichwortkarte (▶ Abb. 5.6) für ein CES sprechen, feststellen.

Frage: Was tun Sie?
Antwort: ***Safety netting***

2. Jennifer leidet unter Schmerzen im Rücken und im linken Bein bis hinab zum Knie und hat den Eindruck, dass sie öfter als sonst ihre Blase entleeren muss. Der Schmerz im Bein wird immer stärker und strahlt mittlerweile bis unterhalb des Knies aus. Ansonsten ergibt die CES-Stichwortkarte keine weiteren positiven Hinweise, auch neurologische Defizite sind nicht festzustellen.
   Frage: Was tun Sie?
   Antwort: ***Safety netting (s. o.) und baldige Abklärung mittels MRT (dieses zeitliche Vorgehen muss mit dem geltenden klinischen Behandlungspfad in Einklang stehen).***
   Am wichtigsten ist das Safety netting. Stellen Sie sicher, dass Jennifer weiß, dass sie sofort reagieren muss, falls sich die Situation verschlechtert.
3. Jennifer leidet unter Rückenschmerzen, Schmerzen im linken Bein bis hinab zum Sprunggelenk und hat nach Rücksprache mit ihrem Hausarzt die Pregabalin-Dosis erhöht. Seit dieser Erhöhung leidet sie unter intermittierenden Episoden mit nächtlicher Inkontinenz. Die neurologische Untersuchung ist unauffällig. Sphinktertonus und perianale Sensibilität sind normal.
   Frage: Was tun Sie?
   Antwort: ***Sofortige Abklärung mittels MRT***
   (Die veränderte Blasenfunktion resultiert vermutlich aus der geänderten Medikation, Sie dürfen jedoch kein Risiko eingehen).
4. Jennifer hat nun eine leichtes Taubheitsgefühl auf der linken Seite ihrer Vagina.
   Frage: Was tun Sie?
   Antwort: ***Sofortige Abklärung mittels MRT/Vorgehen analog Behandlungspfad zur Notfallversorgung***

6

Literatur

Ahn UM, Ahn NU, Buchowksi MS, Garrett ES, Sieber AN, Kostuik JP. Cauda equina syndrome secondary to lumbar disc herniation: a metaanalysis of surgical outcomes. Spine. 200025: 1515–1522.

Black H. Massive herniation of the intervertebral disc producing compression of the cauda equina. Calif Med. 1948; 69(4): 271–274.

Cauda Equina Syndrome Compensation Claim Solicitors. 2016. http://www.cauda-equina.co.uk/can-i-make-claim/guide-to-a-cauda-equina-compensation-claim.

Chacko D. Medical liability litigation: an historical look at the causes for its growth in the United Kingdom. University of Oxford, Discussion Papers in Economic and Social History, Number 77. 2009.

Chartered Society of Physiotherapy. Learning from litigation: 1 - Cauda equina syndrome (CES). 2014. http://www.csp.org.uk/publications/learning-litigation-cauda-equina-syndrome-ces.

Chau A, Xu L, Pelzer N, Gragnaniello C. Timing of surgical intervention in cauda equina syndrome; a systematic review. World Neurosurg. 2014; 81(3–4): 640–650.

Cyriax J. Cauda equina syndrome. BMJ. 1960; 1:279.

Dandy W. Loose cartilage from intervertebral disc simulating tumour of the spinal cord. Arch Surg. 1929; 19(4): 660–672.
Daniels E, Gordon Z, French K, Ahn U, Ahn N. Review of medicolegal cases for cauda equina syndrome; what factors lead to an adverse outcome for the provider? Orthopaedics. 2012; 35(3): 414–419.
Dhatt S, Tahasildar N, Tripathy S, Bhadur R, Dhillon M. Outcome of spinal decompression in cauda equina syndrome presenting late in developing countries: case series of 50 cases. Eur Spine J. 2011; 20: 2235–2239.
Elsberg CA. Diagnosis and Treatment of Surgical Diseases of the Spinal Cord and Its Membranes. Philadelphia: WB Saunders and Co; 1916.
Fairbank J. Cauda equina syndrome-risk management. J Trauma Orthop. 2014; 2(3): 49–50.
French J, Payne J. Cauda equina compression syndrome with herniated nucleus pulposus. Ann Surg. 1944; 120(1): 73–87.
Germon T, Ahuja S, Casey A, Rai A. British association of spinal surgeons standards of care for cauda equina syndrome. Spine J. 2015; 15(3): S 2–S4.
Gleave JRW, Macfarlane R. Cauda equina syndrome: what is the relationship between timing of surgery and outcome? Br J Neurosurg. 2002; 16: 325–328.
Lackenbauer W, Janssen J, Roddam H, Selfe J. Is keep/refer decision making an integral part of national guidelines for the physiotherapy profession within Europe? A review. Physiotherapy. 2017; 103(4): 352–360.
Lavy C, James A, Wilson-MacDonald J, Fairbank J. Cauda equina syndrome. BMJ. 2009; 338: b936.
Leerar PJ, Boissonnault W, Domholdt E, Roddey T. Documentation of red flags by physical therapists for patients with low back pain. J Man ManipTher. 2007; 15(1): 42–49.
Mixter W, Barr J. Rupture of the intervertebral disc with involvement of the spinal canal. N Engl J Med. 1934; 211: 210–215.
Mukherjee S, Thakur B, Crocker M. Cauda equina syndrome; a clinical review for the frontline clinician. Br J Hosp Med. 2013; 74(8):460–464.
Price K. Towards a history of medical negligence. Lancet. 2010; 375:192–193.
Strigenz T. Cauda equina syndrome. J Pain Palliat Care Pharmacother. 2014; 28: 75–77.
Sun JC, Xu T, Chen KF, Qian W, Liu K, Shi JG, et al. Assessment of cauda equina syndrome progression pattern to improve diagnosis. Spine. 2014; 39(7): 596–602.
Tamburrelli F, Genitiempo M, Bochicchio M, Donisi L, Ratto C. Cauda equina syndrome: evaluation of the clinical outcome. Eur Rev Med Pharmacol Sci. 2014; 18: 1098–1105.
Todd NV, Dickenson RA. Standards of care in cauda equina syndrome. Br J Neurosurg. 2016; 30(5): 518–522.

7 Metastatisch bedingte Rückenmarkskompression (MBRK)

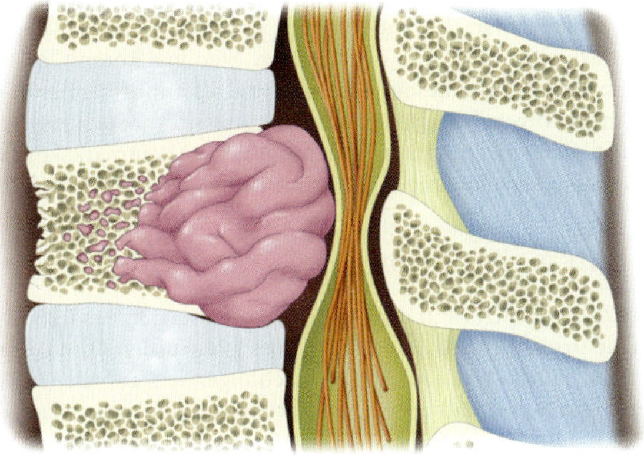

Abb. 7.1 Metastatisch bedingte Rückenmarkskompression [G921]

Fallbeispiel

Herr Schmidt

Es ist Freitag, 16.00 Uhr. Der letzte Patient vor dem Wochenende kommt zum ersten Mal zu Ihnen in die Praxis. Herr Schmidt ist 64 Jahre alt und klagt über Schmerzen in der Brustwirbelsäule, die seitlich in seinen Brustkorb ausstrahlen. Er berichtet, dass sich seine Beine seltsam anfühlen und er seit kurzem stolpert und fällt. Die Schmerzen sind nachts stärker als am Tag. In der vergangenen Woche hat er aufrecht sitzend auf einem Stuhl geschlafen, weil er im Bett liegend unerträgliche Schmerzen hatte.

Was tun Sie?

Eine metastatisch bedingte Rückenmarkskompression (MBRK) (▶ Abb. 7.1) muss frühzeitig erkannt werden, damit für den Patienten ein bestmögliches Outcome erzielt werden kann. Physiotherapeuten in der Grundversorgung und weitere Berufsgruppen mit Patienten-Erstkontakt wie Therapeuten, Pflegefachkräfte in der ambulanten Versorgung oder Hausärzte sind hier besonders gefordert.

In der Praxis ist es jedoch meist so, dass die Diagnose erst spät gestellt wird. Ein Team um Tsukada (2015) untersuchte im Rahmen einer Studie, welche Faktoren für eine verzögerte Diagnosestellung verantwortlich sind. Sie stellten fest, dass Patienten mit unauffälligem Gangbild häufig unter diagnostischen Versäumnissen leiden. Zudem wird die Diagnose verschleppt, wenn im Behandlungszeitraum Wochenenden enthalten sind. Es ist jedoch wichtig, Verzögerungen zu vermeiden, damit die Stabilität der Wirbelsäule und neurologische Funktionen erhalten werden können. Sobald eine Rückenmarkskompression auftritt, setzen eine Reihe pathophysiologischer Veränderungen ein. Zunächst entstehen Rückenmarksödeme, und mit der venösen Stauung kommt es zu einer Demyelinisierung. In diesem Stadium sind die auftretenden Veränderungen noch reversibel. Dauert die Kompression jedoch weiter an, so führt die Gefäßverletzung zusammen mit der Rückenmarkskompression zu irreversiblen Schädigungen (Robson, 2014; Kaplow & Iyere, 2016).

7.1 Fakten über Krebs

Im Jahr 2012 war Krebs in den 28 EU-Mitgliedstaaten für 1,26 Millionen Todesfälle ursächlich. Allein 91.500 Todesfälle wurden durch Brustkrebs verursacht (Ponti et al., 2017). Der nachfolgenden Tabelle (▶ Tab. 7.1) können Sie die drei häufigsten Krebsarten in der EU bei Männern und Frauen entnehmen.

Innerhalb der einzelnen EU-Mitgliedsstaaten bestehen hinsichtlich der Krebssterblichkeit große Unterschiede. In Großbritannien ist Krebs die zweithäufigste Todesursache. In England ist die Überlebensrate bei Lungenkrebs nach wie vor sehr gering – die 1-Jahres-Überlebensrate liegt unter 45 %, die 5-Jahres-Überlebensrate unter 20 % (Office for National Statistics, 2017). Überraschenderweise werden in Großbritannien 25 % aller Krebserkrankungen in der Notaufnahme diagnostiziert. Die Diagnose von Krebs ist aber auch an ein höheres Alter gebunden. Ein Drittel der Krebsdiagnosen bei über 70-Jährigen wird ebenfalls in der Notaufnahme gestellt. Eine späte Diagnose führt im ersten Erkrankungsjahr zu niedrigeren Überlebensraten (Ellis-Brookes et al., 2012).

Metastasen sind sekundäre maligne Geschwulste, die sich an einer anderen, vom Ursprungsort entfernt gelegenen Körperstelle bilden. Es handelt sich um Krebszellen, die sich vom primären Tumor lösen, im Blut- oder Lymphsystem wandern und an anderer Stelle einen neuen Tumor

Tab. 7.1 Die in der Europäischen Union am häufigsten auftretenden Tumorarten (altersstandardisierte Rate auf europäischer Ebene (E-ASR))

Männer	Frauen
Prostatakrebs (E-ASR 110,8/100.000)	Brustkrebs (E-ASR 108,8/100.000)
Lungenkrebs (E-ASR 66,3/100.000)	Darmkrebs (E-ASR 36,1/100.000)
Darmkrebs (E-ASR 59,0/100.000)	Lungenkrebs (E-ASR 26,1/100.000)

bilden. Der neue Tumor gehört zu derselben Krebsart wie der Primärtumor. Am häufigsten wird die Wirbelsäule von Metastasen befallen (bei 3–5 % aller Krebspatienten). Sie kann eine der ersten Stellen im Körper sein, die von Metastasen betroffen ist (Brooks et al., 2014; Robson, 2014). Hartvigsen et al. (2018) haben festgestellt, dass 97 % aller Wirbelsäulenmetastasen Absiedlungen eines Primärtumors sind. Die wichtigste Red Flag für eine spätere Metastasierung ist eine Krebserkrankung in der Vorgeschichte. Trotz dieser Erkenntnis erhöht sich die Wahrscheinlichkeit einer frühzeitigen Diagnose in der Grundversorgung lediglich um 7 % und in der Notfallversorgung um 33 % (Hartvigsen et al., 2018).
Wie häufig metastatisch bedingte Rückenmarkskompressionen auftreten, ist nicht bekannt, da die meisten Länder dieses Krankheitsbild nicht systematisch erfassen (Al-Qurainy & Collis, 2016). Die Schätzungen variieren erheblich. Kwok et al. (2006) vermuten, dass eine MBRK bei 5–10 % aller Krebspatienten auftritt. In England und Wales werden jährlich ca. 4.000 Fälle beschrieben (*National Institute for Health and Care Excellence* (NICE), 2008). Robson (2014) schätzt, dass dieses Krankheitsbild bei 15 % aller Patienten mit einer fortgeschrittenen Krebserkrankung auftritt. Laut Al-Qurainy & Collis (2016) entwickeln zwischen 5 und 10 von 200 Menschen mit Krebserkrankungen im Endstadium in den letzten beiden Lebensjahren eine MBRK.
Die häufigsten primären Krebsarten, die in die Wirbelsäule metastasieren, sind

- Lungenkrebs,
- Brustkrebs und
- Prostatakrebs.

Diese drei Krebsarten sind für circa 50 % aller metastatisch bedingten Rückenmarkskompressionen verantwortlich (Coleman & Holen, 2014).
Neben Lymphknoten, Leber und Lunge gehört das Rückenmark zu den häufigsten Metastasierungsorten (Kaplow & Iyere. 2016). Rückenschmerz ist in den meisten Fällen das erste Symptom, das etwa zwei Monate vorherrscht, bevor eine MBRK auftritt. Der Schmerz kann lokal begrenzt sein oder ausstrahlen. Üblicherweise verstärkt er sich im Laufe der Zeit (Al-Qurainy & Collis, 2016). Metastasen können alle Bereiche der Wirbelsäule befallen, am häufigsten jedoch ist die Brustwirbelsäule betroffen (circa 70 %), gefolgt von der Lendenwirbelsäule (20 %). Die Halswirbelsäule ist am seltensten betroffen. 30 % der Metastasen treten in unterschiedlichen Bereichen auf, obwohl die Schmerzen nur an einer Stelle lokalisiert werden (Scuibba et al., 2010). Bei 85 % aller MBRK wandern die Krebszellen über die Blutbahn in den Wirbelkörper ein, welcher schließlich einbricht und das Rückenmark komprimiert. Aber auch ein lokales Tumorwachstum im Rückenmark und metastatische Absiedlungen innerhalb des Rückenmarks selbst wurden schon nachgewiesen (Al-Qurainy & Collis, 2016).
Die MBRK ist eine häufige Komplikation bei Krebserkrankungen und stellt in der Regel einen onkologischen Notfall dar, der eine frühzeitige

Erkennung und Behandlung erfordert, damit dauerhafte neurologische Einschränkungen und Lähmungen vermieden werden können. Es handelt sich dabei um eine komplexe und schwere Erkrankung mit verheerenden Auswirkungen auf Lebensqualität und verbleibende Lebenszeit (Kwok et al., 2006). Die MBRK wird wie folgt definiert:

Kompression des Rückenmarks oder der Cauda equina durch direkten Druck und/oder Wirbelkörpereinbruch oder -instabilität durch Metastasierung oder direktes Tumorwachstum, wodurch eine neurologische Beeinträchtigung droht oder entsteht (NICE, 2008).

Eine MBRK kann in vier verschiedenen Bereichen des Rückenmarks auftreten:

- intramedullär, selten (im Rückenmark)
- extramedullär (außerhalb des Rückenmarks)
- intradural (innerhalb der Dura mater spinalis)
- extradural (außerhalb der Dura mater spinalis)

In späten Stadien der Erkrankung kann das Tumorgewebe den extraduralen Raum infiltrieren. Dies kann schleichend oder plötzlich erfolgen (Kaplow & Iyere, 2016).

Eine MBRK tritt also auf, wenn ein Wirbelkörper einbricht oder ein direktes Tumorwachstum eine Kompression des Rückenmarks verursacht und zu einem irreversiblen neurologischen Schaden führt (Levack et al., 2002). Auch eine thekale Impression (Eindellung der das Rückenmark umschließenden Hülle) durch eine extradurale Tumormasse wird als MBRK bezeichnet (Loblaw & Laperrier, 1998). Bilsky et al. (2010) untersuchten die Zuverlässigkeit der Diagnosen von Rückenmarkskompressionen. In ihrer Studie analysierten sie die Reliabilität und Validität eines MRT-basierten Bewertungssystems für epidurale Rückenmarkskompressionen (ESCC, ▶ Abb. 7.2). Sie entwickelten eine valide und reliable Skala, die zur Umschreibung des Ausmaßes einer epiduralen Rückenmarkskompression auf Basis von T2-gewichteten MRT-Bildern verwendet werden kann.

7

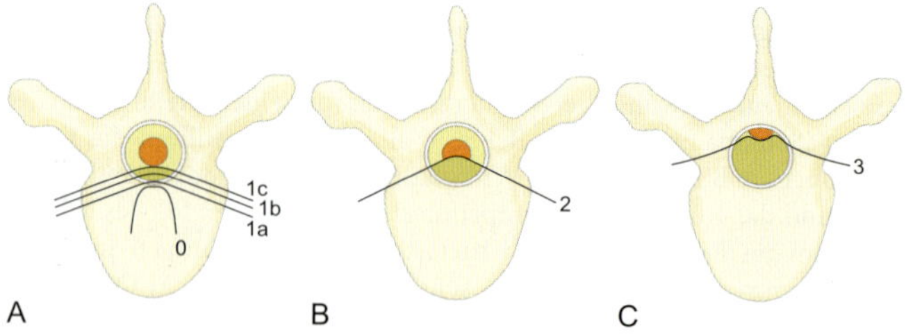

Abb. 7.2 Schematische Darstellung des ESCC-Bewertungssystems [G921]

ESCC-Skala (Bilsky et al., 2010):

- 0 = lediglich der Knochen ist betroffen
- 1a = epidurale Einengung ohne Deformation des Thekalsacks
- 1b = Deformation des Thekalsacks ohne Beteiligung des Rückenmarks
- 1c = Deformation des Thekalsacks mit Beteiligung des Rückenmarks aber ohne Rückenmarkskompression
- 2 = Rückenmarkskompression mit sichtbarem Liquor um das Rückenmark
- 3 = Rückenmarkskompression ohne sichtbaren Liquor um das Rückenmark

Neben quälenden Schmerzen und einer instabilen Wirbelsäule kann die Kompression des Rückenmarks auch eine Paraplegie oder Tetraplegie und Inkontinenz, sowohl Harn- als auch Stuhlinkontinenz, verursachen. Eine bahnbrechende Untersuchung hat alarmierende Erkenntnisse gebracht: Bei Diagnosestellung sind 82 % aller MBRK-Patienten nicht oder nur mit Hilfe in der Lage zu gehen (Patchell et al., 2005). Die Entwicklung einer Paraplegie und der Verlust der Blasen- und Darmfunktion hat verheerende Auswirkungen auf die Lebensqualität und reduziert die Lebenserwartung drastisch (Levack et al., 2002; Patchell et al., 2005). Patienten, die sich mit einer ausgeprägten Paraparese und Harninkontinenz vorstellen, werden vermutlich niemals mehr eine Wiederherstellung ihrer Körperfunktionen erleben (Christie, 2008).

Angesichts der vielen Menschen, die unter Rückenschmerzen leiden (▶ Kapitel 1, Einführung) und der relativ kleinen Anzahl derer, die tatsächlich ernsthaft erkrankt sind, darf die Herausforderung, vor die uns die Diagnose einer solch schwerwiegenden Pathologie stellt, nicht unterschätzt werden. Das frühzeitige Erkennen hängt von verschiedenen Faktoren ab. Wir vertrauen darauf, dass Patienten bereits im frühen Stadium einer Krebserkrankung medizinische Hilfe in Anspruch nehmen. Viele Patienten berichten ihrem Therapeuten innerhalb von drei Wochen nach dem Auftreten der Symptome von diesen (Levack et al., 2001). Es ist bezeichnend, dass ungefähr 25 % aller Patienten mit MBRK sich tatsächlich erst vorstellen, wenn die Erkrankungen bereits voll ausgeprägt ist (NICE, 2008). Dies hat große Auswirkungen auf die klinische Praxis, insbesondere in der frühen Krankheitsphase, wenn die Symptome noch subtil und unklar sind. Testen Sie anhand der nachfolgenden drei Patientenbeispiele (▶ Tab. 7.2) Ihr „persönliches Frühwarnsystem", wenn Sie die Red Flags in der jeweiligen Anamnese untersuchen.

Eine Vorgeschichte mit Brustkrebs sollte Ihre klinische Entscheidungsfindung deutlich beeinflussen. Bedenken Sie, dass etwa 25 % der Patienten mit MBRK nicht einmal wissen, dass sie Krebs haben, und somit werden sie Ihnen auch nichts darüber erzählen können. Inwieweit beeinflusst dies Ihren klinischen Denkprozess? Dieses Szenario wird üblicherweise als „maligne Erkrankung mit unbekanntem Primärtumor" (MUO, malignancy of undefined primary origin) bezeichnet (NICE, 2010). Der Primärtumor wird oft erst nach weiteren Untersuchungen entdeckt.

Tab. 7.2 Drei Patientenbeispiele mit unterschiedlichen Verdachtsmomenten

55-jährige A	55-jährige B	55-jährige C
Zunehmende Schmerzen im Rücken und im Bein bis hinab zum Sprunggelenk	Zunehmende Schmerzen im Rücken und im Bein bis hinab zum Sprunggelenk	Zunehmende Schmerzen im Rücken und im Bein bis hinab zum Sprunggelenk
Keine Reaktion auf einfache Schmerzmittel	Keine Reaktion auf einfache Schmerzmittel	Keine Reaktion auf einfache Schmerzmittel
Keine Krebserkrankung in der Vorgeschichte	Brustkrebs vor acht Jahren	Derzeit in Behandlung wegen Brustkrebs

Manchmal kann trotz intensiver Suche kein Ursprungsstumor bestätigt werden. Hier spricht man von Patienten mit CUP-Syndrom (cancer of unknown primary, also eine Krebserkrankung mit unbekanntem Primärtumor) (Nice, 2010). Auch gibt es Patienten mit Krebs in der Vorgeschichte, bei denen die nachgewiesenen Metastasen von einem anderen, unbekannten Primärtumor stammen, was die Komplexität der Erkrankung zusätzlich erhöht. Frymoyer (1997) warnt eindringlich davor, eine Krebserkrankung in der Vorschichte zu ignorieren, denn man muss immer vor Augen haben, dass die metastatische Schädigung von einem anderen Primärtumor stammen kann.

7

Fallbeispiel

Bob

Beispielhaft erzählen wir von Bob, einem 61 Jahre alten Mann mit Blasenkrebs in der Vorgeschichte. Bob kam wegen neu aufgetretenen Rücken- und Beinschmerzen, Schwäche in den Beinen und einem gestörten Gangbild in eine orthopädische Klinik. Außerdem litt er unter ausgeprägten Schlafstörungen. Es bestand der Verdacht auf eine MBRK, welche schließlich auch bestätigt wurde. Der Primärtumor jedoch wurde in der Lunge lokalisiert.

Patienten können überall im Gesundheitswesen vorsprechen, meist jedoch tun sie dies in der Primär- oder Sekundärversorgung. Wenn ein Tumor in die Wirbelsäule metastasiert, kann sich rasch ein sehr ernstes Stadium entwickeln. Je früher wir also eine maligne Veränderung an der Wirbelsäule erkennen, desto länger wird der Patient bei bestmöglicher Lebensqualität leben. Wie bereits im einführenden Kapitel beschrieben, sind die Symptome in der frühen Phase einer malignen Wirbelsäulenerkrankung (Prodromalphase) oft unklar und subtil. Deshalb ist eine enge Kooperation zwischen Patienten und Therapeuten äußerst wichtig. Nur so kann festgestellt werden, ob sich die Symptome in eine eher ungünstige Richtung entwickeln. Der Behandlungsansatz des „watchful waiting" kann in manchen Fällen äußerst hilfreich sein, um frühzeitig schwere Erkrankungen zu erkennen (Cook et al., 2018). Im Laufe der Zeit können bei engmaschiger Überwachung des Patienten Kombinationen mehrerer Red Flags offensichtlicher werden (Franci et al., 2016). Eine Analyse schwerer Krankheitsverläufe hat zudem gezeigt, dass es von Vorteil ist, wenn der Patient in der Phase der aktiven Überwachung durchgehend von demselben Behandler betreut wird, denn dann kann dieser ein „Bauchgefühl" entwickeln – eine Fähigkeit, die leider viel zu oft vernachlässigt wird (Mitchell et al., 2012). Damit Erkrankungen frühzeitig erkannt werden können, verlassen wir uns zudem auf die Kommunikationsfertigkeiten des Behandlers und auf seine Sensibilität für Red Flags. Behandler müssen in der Lage sein, Patienten dahingehend anzuleiten, dass sie frühe, ernstzunehmende Symptome einer malignen Wirbelsäulenerkrankungen erkennen und wissen, was im Fall der Fälle zu tun ist. Allerdings bedarf es noch weiterer Studien, um den Stellenwert der Kommunikation bei schwerwiegenden Erkrankungen (inklusive Tumoren) genauer beurteilen zu können.

Fallbeispiel

Christina

Bei Christina, einer Patientin mit Brustkrebs in der Vorgeschichte, wurden vor kurzem multiple spinale und viszerale Metastasen diagnostiziert. Nach der Diagnose umschreibt sie ihr fehlendes Wissen mit folgendem Satz:... Ich bin heilfroh, dass es behandelbar, wenn auch nicht heilbar ist ... zumindest ist es nicht terminal!

7.2 Früherkennung von Wirbelsäulenmetastasen

Wird bei einem Patienten eine maligne Veränderung der Wirbelsäule zu einem Zeitpunkt diagnostiziert, an dem nur ein einzelner Tumor präsent ist, so gestaltet sich die Prognose deutlich günstiger. Eine MBRK wird häufig durch den Einbruch eines Wirbelkörpers verursacht; folglich muss eine metastatische Läsion so früh wie möglich erkannt werden. Jedoch können die Symptome in der Frühphase unspezifisch und subtil sein. Zudem weisen viele Patienten bei völliger Schmerzfreiheit maligne Veränderungen der Wirbelsäule auf, die nur zufällig diagnostiziert werden, weil andere Stellen untersucht wurden.

Robson (2014) nennt nachfolgende Red Flags, die für das Vorliegen einer MBRK sprechen. Allerdings weisen diese eher auf ein fortgeschrittenes Erkrankungsstadium hin:

- Schwäche der Extremitäten
- Schwierigkeiten beim Gehen
- Sensibilitätsverlust
- Funktionsstörungen von Blase oder Darm

- Neurologische Zeichen
- Schmerzen im Bereich von Hals und Brustkorb
- Belastungsabhängiger Schmerz
- Nachtschmerz

Laut Al-Qurainy & Collis (2016) können sukzessive stärker werdende Schmerzen, die sich beim Husten, Niesen, bei Belastung (Valsalva-Manöver) oder in Rückenlage verschlimmern, ein Hinweis auf eine epidurale Ausdehnung sein.

Im Jahr 2018 (unveröffentlichte Daten) wurden 21 erfahrene Therapeuten und Fachärzte, die an einem Screening-Workshop im Rahmen eines Kongresses zum Thema Rückenschmerz teilnahmen, gebeten, sich über die fünf wichtigsten Punkte beim Screening einer malignen Veränderung der Wirbelsäule Gedanken zu machen. Die Teilnehmer nahmen freiwillig an diesem Workshop teil. Zur Auswertung nutzte man eine Kurzform der nominalen Gruppentechnik (NGT) (McMillan et al., 2016). Dieser Ansatz wurde gewählt, um verschiedene Aspekte zum Screening von schweren Wirbelsäulenerkrankungen sammeln zu können. In einem ersten Schritt wurden die Teilnehmer gebeten, die für sie wichtigsten fünf Punkte beim Screening maligner Veränderungen der Wirbelsäule auf Karteikarten zu notieren. In dieser ersten Phase durften die Teilnehmer nicht miteinander kommunizieren. Jeder arbeitete still für sich. In einem zweiten Schritt sollten die Teilnehmer nacheinander jeweils einen wichtigen Punkt, den sie zuvor notiert hatten, vorlesen. Das ging so lange, bis jeder seine niedergeschriebenen Punkte genannt hatte. Die Leiter des Workshops dokumentierten alle Punkte auf einem Flipchart. Sich wiederholende Punkte wurden von den Workshopleitern markiert, sodass eine Gewichtung und ein Konsens bezüglich bestimmter Punkte erkennbar wurden. Anschließend analysierten die Workshopleiter gemeinsam die Ergebnisse. Der Fokus lag dabei auf bekannten Red Flags. Die fünf am häufigsten genannten Red Flags wiesen allesamt auf ein fortgeschrittenes Stadium oder sogar Endstadium einer Rückenmarkskompression hin:

- Unwohlsein
- Gewichtsverlust
- Neurologische Störungen
- Blasenfunktionsstörungen
- Darmfunktionsstörungen

Die Ergebnisse dieser Untersuchung verdeutlichen, wie wichtig es ist, das Bewusstsein für sehr früh auftretende Red Flags zu schärfen, damit eine drohende Rückenmarkskompression so früh wie möglich, und nicht erst in einer sehr späten Phase erkannt wird (wir werden später noch genauer darauf eingehen). Frühe Red Flags sind

- untypische Schmerzen (z. B. Brustwand- oder Rippenschmerz),
- bandförmige Schmerzen,
- stärker werdende Schmerzen,
- Gefühlsstörungen in den Beinen sowie
- Probleme beim Liegen.

7.3 Das Erfahrungswissen des Patienten

Damit metastasierende Erkrankungen frühzeitig erkannt werden können, müssen nicht nur die frühen Red Flags vorhanden sein, sondern auch die Patienten zum richtigen Zeitpunkt im Frühstadium einer Erkrankung in der Klinik erscheinen.

Fallbeispiel

Christina

Wir haben an anderer Stelle bereits von Christina, einer 56 Jahre alten Patienten mit Brustkrebs und chronischen Rückenschmerzen in der Vorgeschichte, berichtet. Eigentlich kam sie wegen schon lange bestehender, immer wieder und jetzt stärker auftretender Rückenschmerzen in die Praxis. Sie beschrieb die Schmerzen als nicht neu und sagte, sie habe ähnliche Schmerzen bereits in der Vergangenheit verspürt. Tatsächlich litt sie bereits seit 44 Jahren unter Schmerzen. Innerhalb kurzer Zeit verstärkte sich der Schmerz, wurde bandförmig und nachts schlimmer. Obwohl die Schmerzen nur in der Lendenwirbelsäule wahrgenommen wurden, zeigten sich in der MRT-Bildgebung im gesamten Bereich von BWS und LWS multiple Metastasen (▶ Abb. 7.3). Christinas Fall zeigt, wie schwer es für uns ist, frühzeitig Wirbelsäulenmetastasen zu erkennen.

Christina war sehr deprimiert als ihr klar wurde, dass sie offensichtlich niemand auf Anzeichen und Symptome hingewiesen hatte, auf die sie angesichts ihrer Brustkrebserkrankung hätte achten müssen: Irgendwie ist es immer in Deinem Kopf. Und um ehrlich zu sein, rückblickend habe ich seit September Veränderungen bemerkt. Ich hätte früher zum Arzt gehen sollen, ich wusste, dass etwas nicht stimmt. Ich hatte einfach zu große Angst davor, irgendetwas zu tun … Man hatte mir überhaupt nichts gesagt. Sie drücken einem einfach Broschüren in die Hand. Es waren sicherlich ein Dutzend. Geben Sie mir keine Broschüre, sondern sagen Sie mir, worauf ich achten muss. Sagen Sie es mir doch einfach. Sie sollten die Patienten einfach zu sich bestellen – das dauert nur fünf Minuten. Achten Sie auf A, B und C. Wenn dieses oder jenes auftritt, dann melden Sie sich beim Brustzentrum … oder beim Hausarzt. Sagen Sie mir einfach, worauf ich achten muss und was ich tun soll, wenn sie (die Symptome) auftreten. Da sind so viele Metastasen … wenn man nicht weiß, worauf man achten muss, kann man leicht etwas übersehen … Es geht nicht darum, den Patienten Angst zu machen, sondern darum, sie zu sensibilisieren. Setzen Sie sich einfach mit den Patienten zusammen und drücken Sie ihnen nicht nur eine Broschüre in die Hand.

Hutchison et al. (2012) stellten fest, dass nur 4 % der befragten Klinikmitarbeiter angaben, Risikopatienten überhaupt irgendwelche Infor-

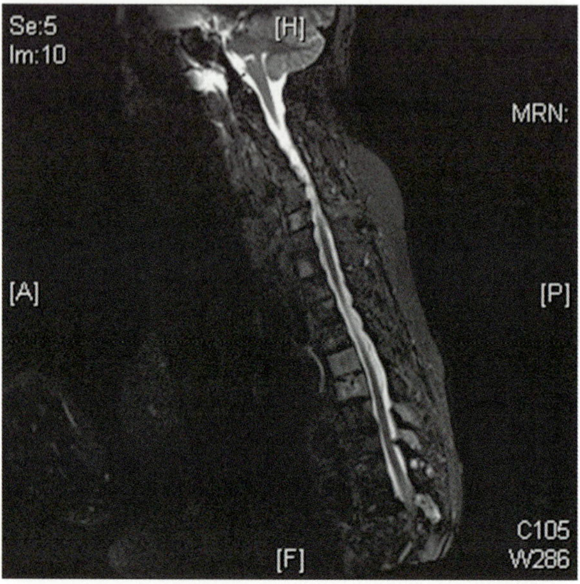

Abb. 7.3 Ausschnitt aus Christinas Wirbelsäulen-MRT. Der radiologische Befund beschreibt metastatische Absiedlungen in den Wirbelkörpern auf Höhe Th5, Th6, Th7, Th10 und Th11. Der Wirbelkörper Th11 weist zudem beidseitig in den posterioren Anteilen metastatische Absiedlungen auf, links stärker ausgeprägt. Auch der Dornfortsatz Th10 zeigt metastatische Absiedlungen. Der Wirbelkörper Th12 und die posterioren Wirbelabschnitte, vor allem links, sind diffus von metastatischen Absiedlungen infiltriert. Der Wirbelkörper L1 ist vor allem in der rechten Hälfte von Metastasen infiltriert, ebenso beidseitig die Pediculi arcus vertebrae. Metastatische Absiedlungen sind auch auf Höhe L2, L3, L4 und L5 sowie in den Sakralwirbeln zu finden. [G921]

mationen über MBRK ausgehändigt zu haben. Gleichzeitig jedoch offenbarte dieselbe Studie, dass sich 77 % der Patienten gewünscht hätten, Informationen zu erhalten.

Die folgenden Zitate sind dem Buch „*When Breath Becomes Air*“ von Paul Kalinthi (2016) entnommen.

Fallbeispiel

Paul

In vorliegendem Beispiel handelt es sich um die wahre Geschichte eines 36 Jahre alten Neurochirurgen mit Wirbelsäulenmetastasen und einem nicht diagnostizierten Lungenkarzinom. Obwohl Paul Experte auf diesem Gebiet war, tat er sich sehr schwer damit, die bei ihm vorliegenden Symptome einzuordnen, weil sein Zustand mal besser, mal schlechter war: Die Röntgenbilder (Funktionsaufnahmen in Extension und Flexion) sahen gut aus. Wir lasteten die Symptome der anstrengenden Arbeit und dem alternden Körper an und vereinbarten einen Folgetermin. Ich ging wieder zurück an meine Arbeit, um meinen letzten Fall des Tages abzuschließen.
Der Gewichtsverlust verlangsamte sich und die Schmerzen waren wieder auszuhalten. Eine gute Dosis Ibuprofen half mir durch den Tag …
Ich bemerkte, dass sich meine Rückenverspannungen besserten, nachdem ich mein Arbeitspensum reduziert hatte und ich meinen Alltag besser planen konnte.
In den letzten Monaten hatte ich ganz unterschiedlich schwere Muskelkrämpfe im Rücken. Mal leichte Schmerzen, die ich ignorieren konnte, mal Schmerzen, die mir die Luft nahmen und bei denen ich die Zähne zusammenbeißen musste, bis hin zu so starken Schmerzen, dass ich mich auf dem Boden wand und schrie.
Ich wusste viel über Rückenschmerz – seine Anatomie, seine Physiologie – und kannte die unterschiedlichen Worte, mit denen Patienten ihre Schmerzen umschreiben – aber ich wusste nicht, wie es sich anfühlt. Vielleicht war es genau das. Vielleicht.

Als Paul seine Symptome über einen längeren Zeitraum beobachtete, veränderte sich die Situation: Ein paar Wochen später bekam ich anfallartige Brustschmerzen. Habe ich mich während der Arbeit irgendwo gestoßen? Habe ich mir vielleicht eine Rippe angeknackst? In manchen Nächten bin ich schweißgebadet aufgewacht. Das Bettzeug war völlig durchweicht. Ich verlor wieder an Gewicht, diesmal jedoch schneller – von 79 kg auf 66 kg. Ich litt unter persistierendem Husten. Da blieben fast keine Zweifel mehr

Paul beschreibt den in frühen Krankheitsstadien typischen Wechsel von Symptomen, der oft auch zu einer verzögerten Diagnosestellung führt.

7.4 MBRK-Risikofaktoren

In der Literatur finden sich keine Hinweise auf Kombinationen mehrerer Red Flags, die für spezifische Krankheitszustände und das Metastasierungsrisiko bei Patienten mit Krebserkrankungen sprechen. Sutcliffe et al. (2013) untersuchten im Rahmen eines systematischen Reviews die Entwicklung von Wirbelsäulenmetastasen bis hin zu einer metastatisch bedingten Rückenmarkskompression. Ihren Schätzungen zufolge liegt die durchschnittliche Überlebenszeit zwischen drei und sieben Monate und die 1-Jahres-Überlebensrate bei 36 %. In ihrem Review heißt es, dass das Risiko einer Wirbelfraktur mit anschließender Rückenmarkskompression von verschiedenen Faktoren abhängt. Je größer die Anzahl der Wirbelsäulenmetastasen und je länger sie präsent sind, desto höher ist das Risiko einer Rückenmarkskompression. Es erhöht sich weiter, wenn die Metastasierung auch zu Knochenläsionen geführt hat. Studien zu Prostatakrebs haben gezeigt, dass das Tumorstadium, die metastatische Belastung und die Dauer der Hormontherapie das Risiko für die Entwicklung einer MBRK erhöhten. Das Risiko ist höher, wenn der Gleason Score ≥ 7 ist (▶ Tab. 7.3).

Tab. 7.3 MBRK-Risikofaktoren bei Prostatakrebs

Prostatakrebs (Risiko für eine spätere Metastasierung bei Diagnosestellung)	
Hoher Gleason Score ≥ 8 unabhängig vom prostataspezifischen Antigen (PSA)	Der Gleason-Score ist ein prognostischer Parameter zur Beurteilung des Prostatakarzinoms und basiert auf der mikroskopischen Untersuchung des betroffenen Gewebes. Die Skaleneinteilung umfasst Scores von 2–10, anhand derer sich ableiten lässt, wie aggressiv die Krebserkrankung ist. Ein niedriger Score (Grad 1) bedeutet, dass das Prostatagewebe wie gesundes Prostatagewebe aussieht. Die Wahrscheinlichkeit einer Ausbreitung ist gering. Grad 5 ist der höchste Score. Bei einem hohen Score unterscheidet sich das untersuchte Gewebe stark von gesundem Prostatagewebe und neigt mit hoher Wahrscheinlichkeit zur Verbreitung. Innerhalb der Prostata weist das Drüsengewebe häufig unterschiedlich befallene Areale mit unterschiedlichen Graden auf. Je ein Grad wird aus den beiden Bereichen ermittelt, die das größte Tumorwachstum zeigen. Beide Gleason-Grade werden addiert und ergeben den Gleason Score. Der erste Wert steht für den Grad des größten befallen Bereichs, z. B. 4 + 3 = 7 (American Cancer Society 2017).

Tab. 7.3 MBRK-Risikofaktoren bei Prostatakrebs *(Forts.)*

Prostatakrebs (Risiko für eine spätere Metastasierung bei Diagnosestellung)	
Hoher PSA-Wert bei Diagnosestellung (≥ 50)	Das PSA ist ein Protein, das von der Prostata ausgeschüttet wird. Ein PSA-Wert ≤ 4,0 ng/ml gilt als normal. Dieser Wert darf jedoch nicht isoliert betrachtet werden, denn auch bei Patienten mit niedrigem PSA-Wert wird gelegentlich Prostatakrebs diagnostiziert und umgekehrt. Trotzdem sind die Ergebnisse in der Regel umso besorgniserregender, je höher der Wert ist. Experten vertreten die Meinung, dass ein PSA-Wert ≥ 50 bei Diagnosestellung als Risikofaktor für eine zukünftige Metastasierung zu werten ist (National Cancer Institute, 2017).
Patienten mit einem Rezidiv	Es ist durchaus möglich, dass der Patient nicht weiß, dass die Erkrankung erneut aufgeflammt ist. Bei Patienten mit Prostatakrebs in der Vorgeschichte und neu aufgetretenen Rückenschmerzen ist eine engmaschige Überwachung wichtig, damit die entsprechenden Untersuchungen zum richtigen Zeitpunkt erfolgen. Dabei gilt es zu berücksichtigen, dass ein Patient möglicherweise in der Vergangenheit bereits an Krebs erkrankt war, dieser aber nicht für die Metastasen in der Wirbelsäule verantwortlich ist! Sie erinnern sich an Bob, der in der Vorgeschichte Blasenkrebs hatte. Obwohl Blasenkrebs eher selten in die Wirbelsäule metastasiert, waren Bobs Symptome durchaus besorgniserregend. Im Einklang mit dem MBRK-Behandlungspfad wurde noch am selben Tag eine Notfall-MRT wurde durchgeführt. Das Ergebnis zeigte, dass Bob unter einer MBRK litt, der Primärtumor jedoch ein nicht-diagnostizierter Tumor in der Lunge war.

Sechs oder mehr Knochenläsionen erhöhten das Risiko im Vergleich zu weniger als sechs Läsionen. Derselbe systematische Review bei Brustkrebs-Patientinnen ergab vier wichtige Variablen für die Bestimmung des Risikos, eine MBRK zu entwickeln (▸ Tab. 7.4): Knochenmetastasen innerhalb von 2 Jahren, Metastasierung bei der Erstdiagnose, objektives neurologisches Defizit und Wirbelkompressionsfraktur.

Um Wirbelsäulenmetastasen schon frühzeitig in der Primärversorgung zu erkennen, wurde eine Expertengruppe aus den Bereichen Onkologie und Palliativmedizin im Nordwesten Englands um Stellungnahme zum Risiko

Tab. 7.4 MBRK-Risikofaktoren bei Brustkrebs

Brustkrebs (Risiko für künftige Metastasierung bei Diagnosestellung)	
Schwere Erkrankung (Grad 3)	Für einige Krebserkrankungen gibt es spezielle Klassifizierungssysteme, üblich ist jedoch eine Einteilung in drei Grade: Grad 1 – Die Tumorzellen unterscheiden sich geringfügig von normalen Zellen und wachsen langsam Grad 2 – Die Tumorzellen unterscheiden sich mäßig von normalen Zellen und wachsen schneller als normal Grad 3 – Die Tumorzellen unterscheiden sich stark und wachsen schnell Einige Bewertungssysteme arbeiten mit mehr als drei Graden. Grad X bedeutet, dass der Grad nicht festgestellt werden kann (Cancer Research UK, 2017a).
Tumorgröße T3 oder größer	Das TNM-Schema berücksichtigt die Tumorgröße (T), einen möglichen Befall der Lymphknoten (N = Nodulus = Knoten) sowie eine eventuelle Metastasierung (M – für Metastasen). T1 – Der Tumor hat einen Durchmesser von ≤ 2 cm T2 – der Tumor ist größer als 2 cm aber kleiner als 5 cm T3 – der Tumor hat einen Durchmesser > 5 cm (Cancer Research UK, 2017b)
Triple negative Karzinome (ER, PgR, HER-2 neg)	Bei dieser Tumorart fehlen die Östrogen-, Progesteron- und HER2-Rezeptoren. Diese Tumorart tritt häufiger bei Frauen unter 40 Jahren und bei schwarzen Frauen auf. Bei einigen der betroffenen Frauen wurden Veränderungen im Gen BRCA1 nachgewiesen (MacMillan, 2016a).
HER2-positives Mammakarzinom	HER2 (human epidermal growth factor) ist ein Protein, das sich auf die Größe bestimmter Tumorzellen auswirken kann und findet sich auf der Oberfläche von normalem Brustgewebe. Bei manchen Frauen weisen die Brustkrebszellen einen hohen Anteil an HER2-Rezeptoren auf. Diese zusätzlichen Rezeptoren können die Teilung und das Wachstum von Tumorzellen anregen. 15 % bis 25 % aller Brustkrebsarten fallen in diese Kategorie. Diese Tumoren neigen zu einem deutlich schnelleren Wachstum als HER-negative Mammakarzinome (MacMillan, 2016b).
Lymphknoten-positive Mammakarzinome	Bei diesen sind bereits Krebszellen aus dem Mammakarzinom in die Lymphknoten gewandert.

von Wirbelsäulenmetastasen bei drei Krebsarten, die am häufigsten zu Knochen- und Wirbelsäulenmetastasen neigen, gebeten. Diese bislang noch unveröffentlichten Daten könnten für die in der Grundversorgung Praktizierenden von hoher Bedeutung sein. Folgende Frage diente als Aufhänger für die Antwort der Experten:

Wenn Patienten wissen, dass sie Krebs hatten oder haben, welche Informationen würde uns (den Allgemeinmedizinern) helfen, damit wir eine besondere Sensibilität für Verdachtsmomente entwickeln können?

Die befragten Onkologen und Palliativmediziner unterstrichen die Bedeutung der Tatsache, dass „low risk"-ER-positive Mammakarzinome fünf bis zehn Jahre nach Erstdiagnose als Rezidiv mit Knochenmetastasen wiederkehren können (somit besteht ein hohes MBRK-Risiko), Hochrisiko-Tumoren jedoch üblicherweise innerhalb von drei bis fünf Jahren nach der Erstdiagnose wiederkehren. Die Onkologen teilten die Auffassung, dass es bei Bronchialkarzinomen bei Diagnosestellung wohl keine Hochrisikogruppe für später auftretende Metastasen gibt. Die Diagnose „Lungenkrebs" als solche ist bereits der größte Risikofaktor. ▶ Tab. 7.3 fasst die MBRK-Risikofaktoren bei Prostatakrebs, ▶ Tab. 7.4 die für Brustkrebs zusammen.
Obwohl Brust-, Prostata- und Lungenkrebs am häufigsten in die Wirbelsäule metastasieren, darf nicht vergessen werden, dass in einer Zeit, in der die Menschen immer älter werden, jeder solide Tumor, z. B. Darmkrebs, aber auch hämatologische Krebserkrankungen (z. B. Myelom oder Lymphom) zu einer MBRK führen können.

7.5 Die Diagnosestellung einer MBRK

Im Jahr 2009 untersuchte eine Arbeitsgruppe der *Greater Manchester and Cheshire Cancer Networks* (GMCCN), wie wichtig es ist, eine metastatisch bedingte Rückenmarkskompression frühzeitig anhand subtiler Anzeichen zu erkennen, um schweren und dauerhaften Behinderungen vorzubeugen. Als Teil ihres strategischen Ansatzes zur Verbesserung der Versorgung von MBRK-Patienten koordinierte diese Gruppe auch die Erarbeitung von Stichwortkarten im Kreditkartenformat für Kliniker (Turnpenney et al., 2013). Zahlreiche Interessenvertreter erachteten diese Kartengröße als attraktives Format, um die wichtigsten klinischen Botschaften schnell und anschaulich zu vermitteln und die verschiedenen Berufsgruppen für besondere Gesundheitsaspekte zu sensibilisieren. Auch gelang es den GMCC-Netzwerken, in der Grundversorgung arbeitende Experten aus Onkologie und muskuloskelettaler Physiotherapie mit dem Ziel zusammenzubringen, gemeinsam eine verständliche Liste MBRK-spezifischer Red Flags für fachfremde, in der Grundversorgung tätige Berufsgruppen zu erarbeiten.

Man formulierte drei Schlüssel-Statements zur MBRK und verwies auf wichtige weiterführende Informationsquellen (https://nice.org.uk):

- Krebserkrankung in der Vorgeschichte (man beachte jedoch, dass bei 25 % aller Patienten noch keine primäre Krebserkrankung diagnostiziert wurde)
- Früherkennung ist essenziell (da die Prognose deutlich schlechter ist, wenn bereits eine Lähmung aufgetreten ist)
- Eine Kombination mehrerer Red Flags erhöht den Verdacht (je mehr Red Flags vorliegen, desto höher sind Risiko und Dringlichkeit)

Darüber hinaus erarbeitete die Gruppe eine nutzerfreundliche Auflistung MBRK-spezifischer Red Flags und sortierte diese zum leichteren Merken so, dass die Anfangsbuchstaben wiederum das Wort „Red Flags" ergeben (▶ Abb. 7.4, ▶ Tab. 7.5) (Turnpenney et al. 2013).

In der objektiven Untersuchung fallen Anomalien nur auf, wenn die Erkrankung bereits fortgeschritten ist. Die Untersuchung muss sehr sorgfältig durchgeführt werden – nicht nur wegen des diagnostischen Prozesses selbst, sondern auch, damit die Ausgangssituation für die Beurteilung des weiteren Verlaufs der Erkrankung ausführlich dokumentiert ist. Es empfiehlt sich, die Untersuchungen in einer strukturierten und chronologischen Abfolge durchzuführen, in der die Unversehrtheit aller Bereiche der Wirbelsäule, der Spinalnerven und des Rückenmarks sorgfältig beurteilt wird.

Der Inhalt des nachfolgenden Kastens wurde den *West of Scotland Guidelines for Malignant Spinal Cord Compression* entnommen (West of Scotland Cancer Network, 2013).

Tab. 7.5 Red Flags – englische Wortwahl (für die deutsche Übersetzung ▶ Abb. 7.4)
EARLY WARNING SIGNS OF MSCC **Greenhalgh S, Turnpenney J, Richards L, Selfe J (2010)**
Referred or BAND-LIKE pain **E**scalating Pain: Poor response to treatment **D**ifferent character or site than previous **F**unny or 'odd sensations' or 'heavy legs' **L**ying flat increases pain **A**gonising or severe back pain **G**ait disturbance: Unsteady, stairs difficult **S**leep disturbance with night pain

Red Flags

MBRK-Frühwarnsignale
Greenhalgh S, Turnpenney J, Richards L, Selfe J (2010)

- **R** Ausstrahlende Rückenschmerzen, als multi-segmental oder bandförmig empfunden
- **E** Zunehmende Schmerzen, die nur schlecht auf Therapie (inkl. Medikation) ansprechen
- **D** Veränderte Symptome oder andere Lokalisation im Vergleich zu früher
- **F** Komisches Gefühl, Missempfindungen oder schwere Beine (multi-segmental)
- **L** Schmerzzunahme beim flachen Liegen
- **A** Quälende Rückenschmerzen, die zu Angst und Verzweiflung führen
- **G** Gangstörung, Unsicherheit, vor allem erschwertes Treppensteigen
- **S** Schwere Schlafstörungen durch nachts stärker werdende Schmerzen

Beachte: Manifeste Funktionsstörungen (motorisch/sensibel/Blase/Darm) → Zeichen im Spätstadium der Erkrankung

Kurzfassung/Merksätze

- **R** Ausstrahlende oder bandförmige Rückenschmerzen
- **E** Zunehmende Rückenschmerzen: sprechen schlecht auf Therapie an
- **D** Veränderte Symptome oder andere Lokalisation im Vergleich zu früher
- **F** Komisches Gefühl, Missempfindungen oder schwere Beine
- **L** Schmerzzunahme beim flachen Liegen
- **A** Quälende oder sehr starke Rückenschmerzen
- **G** Gangstörung, Unsicherheit, Probleme beim Treppensteigen
- **S** Schwere Schlafstörungen durch nächtliche starke Schmerzen

Manifeste Funktionsstörungen (motorisch/sensibel/Blase/Darm) sind Spätzeichen = schlechte Prognose bezüglich Funktion und Überleben

Red Flags

Metastatisch bedingte Rückenmarkskompression (MBRK)
Die wichtigsten Red Flags

Krebserkrankung in der Vorgeschichte
(Achtung: 25% aller Patienten haben keinen diagnostizierten Primärtumor.)

Früherkennung ist essenziell
Die Prognose ist deutlich schlechter, wenn bereits Lähmungserscheinungen aufgetreten sind.

Mehrere Red Flags erhöhen den Verdacht
(Je mehr Red Flags, desto größer das Risiko und desto höher die Dringlichkeit.)

Weitergehende Infos: Greater Manchester und Cheshire MBRK-Leitlinien unter www.christie.nhs.uk (Stichwort „spinal cord compression")

The Christie NHS Foundation Trust

Karten sind auf Anfrage erhältlich

Quelle: Turnpenney et al (2013)

Abb. 7.4 MBRK-Stichwortkarte im Kreditkartenformat mit Red Flags-Gedächtnisstütze [P829/L231]

BESTANDTEILE DER OBJEKTIVEN UNTERSUCHUNG BEI MBRK

Sensibilität – die wichtigsten Segmente

C4	Schultern
C6	Daumen
T10	Nabel
T12	Leiste
L3	Knievorderseite
L5	große Zehe
S1	kleine Zehe
S3	Genitalien

Muskelkraft

Einschätzung der Muskelgruppen mit Hilfe der Oxford-Skala

0	komplette Lähmung
1	sicht- oder tastbare Kontraktion
2	Bewegung ohne Einfluss der Schwerkraft möglich
3	Bewegung gegen Schwerkraft möglich
4	Bewegung gegen Schwerkraft und Widerstand möglich (schwächer als normal)
5	normale Muskelkraft

Muskelgruppen-Nervenwurzeln

Obere Extremität		**Untere Extremität**	
C3 (4)	M. trapezius	L1 (2)	Hüftflexoren
C5	M. deltoideus	L3 (4)	M. quadriceps
C5 (6)	M. biceps brachii	L4 (5), S1	Dorsalextensoren & Hüftadduktoren
C6 (7, 8)	M. pectoralis	L2 (3)	Hüftadduktoren
C6 (7, 8)	Handgelenksextensoren	L5, S1	Innen- und Außenrotatoren Hamstrings
C7 (8)	Fingerextensoren	S1 (2)	Plantarflexoren
C7 (8)	Handgelenksflexoren	L5, S1, S2	Glutealmuskulatur
C7 (8)	M. triceps brachii	**Rumpf**	
C8 (TH1)	Fingerflexoren	Th6 – L1	Bauchmuskeln
Th1	M. interossei	C1 – L5	Rückenstrecker

Muskeltonus

Zur Erfassung der Spastizität eines Muskels kann die modifizierte Ashworth-Skala eingesetzt werden

4	Rigidität
3	Bewegung schwierig, deutliche Erhöhung der Muskelspannung
2	stärker ausgeprägte Muskelspannung, Extremität kann jedoch leicht bewegt werden
1+	leichte Erhöhung der Muskelspannung, Catch und Widerstand während des gesamten Bewegungsumfangs
1	leichte Erhöhung der Muskelspannung, Catch und minimaler Widerstand am Ende des Bewegungsumfangs
0	keine erhöhte Muskelspannung

Obwohl das Testen von Reflexen in vielen MBRK-Leitlinien nicht genannt wird, können in der muskuloskelettalen Praxis damit zusätzliche Erkenntnisse über den Zustand des Patienten gewonnen werden. So erhält man z. B. Aussagen über lebhafte oder fehlende Reflexe oder, im Falle des Fußsohlen- und des Hoffmann-Reflexes, Erkenntnisse darüber, ob diese Reflexe überhaupt vorhanden sind. Die Testung des Fußsohlenreflexes, auch Babinsky-Zeichen genannt, ist eine sehr wichtige neurologische Untersuchung. Dabei wird über den lateralen Teil der Fußsohle gestrichen und die Reaktion der Großzehe beobachtet. Bewegt sich der große Zeh nach oben (Extension), besteht der Verdacht einer Schädigung des oberen Motoneurons. Der Knipsreflex (Hoffmann-Reflex) wird durch Knipsen des Nagels am Mittelfinger ausgelöst. Eine Flexion des ipsilateralen Daumens und/oder Fingers gilt als positive Reaktion. Eine sorgfältige Dokumentation der Testergebnisse ist wichtig, um die Entwicklung der Krankheit und Anzeichen für eine Rückenmarkskompression überwachen zu können.

Bei einer vermuteten MBRK ist eine MRT der gesamten Wirbelsäule nach wie vor der Goldstandard. Bestätigt dieses bildgebende Verfahren den Verdacht, ohne dass ein Primärtumor bekannt ist, sind weitere Untersuchungen notwendig, z. B. eine Computertomografie, um eine endgültige Diagnose stellen zu können. Dies wird in der Regel von Experten der Onkologie durchgeführt.

Für die MBRK gibt es verschiedene Klassifikationen. Eine davon ist die fünfstufige Klassifikation nach Frankel, die auf dem neurologischen Status basiert und nachfolgend vorgestellt wird (Franic et al., 2016).

KLASSIFIKATION NACH FRANKEL

1. Keine motorische oder sensorische Funktion unterhalb der Verletzungshöhe
2. Keine motorische Funktion, aber erhaltene Restsensibilität unterhalb der Verletzungshöhe
3. Restmotorik, die aber nicht den Gebrauch der Extremitäten erlaubt
4. Brauchbare motorische Restfunktion unterhalb der Verletzungshöhe
5. Normale Motorik und Sensorik, aber möglicherweise persistierende pathologische Reflexe

Es ist sehr schwer, durch Wirbelsäulenmetastasen verursachte Schmerzen von durch eine MBRK ausgelösten Schmerzen zu unterscheiden. NICE (2008) empfiehlt als Goldstandard eine MRT der gesamten Wirbelsäule, um diese beiden völlig unterschiedlichen Krankheitsbilder zu differenzieren. Für Menschen, die wegen Wirbelsäulenmetastasen Schmerzen haben, ist ein Zeitfenster von sieben Tagen bis zur MRT akzeptabel. Für Patienten, die Schmerzen haben und ein neurologisches Defizit aufweisen (MBRK), sollte die Untersuchung innerhalb von 24 Stunden erfolgen. Die Werte für Sensitivität und Spezifizität einer MRT liegen bei 93 % bzw. 97 %. Nur sehr wenige Patienten (7 %) werden eine Diagnose haben, die nicht durch eine MRT erkannt wird, und ein noch kleinerer Prozentsatz (3 %) wird ein falsch-positives Ergebnis erhalten. Die Computertomografie (CT) wird eingesetzt, um chirurgische und strahlentherapeutische Eingriffe vorzubereiten. Sie wird nicht für die Diagnosestellung empfohlen, es sei denn, eine MRT sei kontraindiziert (Al-Qurainy et al., 2016). Eine weitere NICE-Empfehlung als Teil der Schlüsselprioritäten zum effektiven Management einer MBRK liegt in der Benennung eines MBRK-Koordinators. Dieser agiert als primäre Anlaufstelle für alle Kliniker (NICE, 2008). Er koordiniert die zeitnahe Weiterbehandlung von MBRK-Patienten. Dazu gehört auch eine entsprechende Beratung und Versorgung im Einklang mit evidenzbasierten Behandlungspfaden. Im folgenden Kapitel wird ein solcher MBRK-Behandlungspfad vorgestellt. Abschließend sei nochmals darauf hingewiesen, wie wichtig es ist, sich auf „*Freitag, 16.00 Uhr-Szenarien*“ vorzubereiten und sich mit den vor Ort geltenden MBRK-Behandlungspfaden vertraut zu machen – egal wo man arbeitet, ob in Honolulu oder in Hannover.

Literatur

Al-Qurainy R, Collis E. Metastatic spinal cord compression; diagnosis and management. BMJ. 2016; 353(i2539):1–7.

American Cancer Society. Understanding Your Pathology Report: Prostate Cancer; 2017. http://www.cancer.org/treatment/understanding-your-diagnosis/tests/understanding-your-pathology-report/prostatepathology/prostate-cancer-pathology.html.

Bilsky M, Laufer I, Fourney D, et al. Reliability analysis of the epidural spinal cord compression scale. J Neurosurg Spine. 2010; 13: 324–328.
Brooks F, Ghatahora A, Brooks M, et al. Management of metastatic spinal cord compression; awareness of NICE guidance. Eur J Orthop Surg Traumatol. 2014; 24(Suppl 1): S255–S259.
Cancer Research UK. Cancer Grading. 2017a. http://www. cancerresearchuk.org/about-cancer/what-is-cancer/cancer-grading#common.
Cancer Research UK. TNM Staging for Breast Cancer. 2017b. http://www.cancerresearchuk.org/about-cancer/type/breast-cancer/treatment/ tnm-breast-cancer-staging#what.
Christie Hospital NHS Foundation Trust. Spinal Cord Compression Guidelines. Manchester; 2008.
Coleman R, Holen I. Chapter 51, Bone Metastases. 5th ed. Elsevier Inc; 2014.
Cook C, George S, Reiman, M. Red Flag screening for low back pain: nothing to see here, move along: a narrative review. Br J Sports Med. 2017; 52(8); 52: 493–496.
Ellis-Brookes L, McPhail S, Ives A, et al. Routes to diagnosis for cancer; determining the patient journey using multiple routine dataset. Br J Cancer. 2012;107(8): 1220–1226.
Franic M, Bilic V, Dokuzovic S, Curic S, Cengic T, Rotim K. Surgical treatment of metastatic disease of the vertebral column. Acta Clin Croat. 2016;55(3): 474–482.
Frymoyer JW. The Adult Spine: Principles and Practice. Lippincott-Raven Publishers; 1997.
Hartvigsen J, Hancock M, Kongsted A, et al. Low Back Pain 1: what low back pain is and why we need to pay attention. Lancet low Back Pain Series Working Group. Lancet. 2018; 391: P2356–2367.
Hutchison C, Morrison A, Rice AM, Tait G, Harden S. Provision of information about malignant spinal cord compression; perceptions of patients and staff. Int J Palliat Nurs. 2012;(2): 61–68.
Kalinithi P. When Breath Becomes Air. Vintage Publishing; 2016.
Kaplow R, Iyere K. Oncology emergency series. Understanding spinal cord compression. Nursing. 2016;46(9): 44–50.
Kwok Y, Tibbs PA, Patchell RA. Clinical approach to meta-static epidural spinal cord compression. Hematol Oncol Clin North Am. 2006; 20: 1297–1305.
Levack P, Graham J, Collie D, et al. A Prospective Audit of the Diagnosis, Management and Outcome of Malignant Cord Compression (CRAG 97/08). Edinburgh: CRAG. West of Scotland NHS; 2001.
Levack P, Graham J, Collie D, et al. Don't wait for a sensory level-listen to the symptoms: a prospective audit of the delays in diagnosis of malignant cord compression. Clin Oncol. 2002; 14: 472–480.
Loblaw D, Laperrier N. Emergency treatment of malignant extradural spinal cord compression: an evidence-based guideline. J Clin Oncol. 1998;16(4): 1613–1624.
Macmillan. Triple negative breast cancer. http://www.macmillan.org. uk/information-and-support/breast-cancer/understanding-cancer/types-of-breast-cancer/triple-negative-breast-cancer.html. 2016a.
Macmillan. HER-2 breast positive cancer. https://www.macmillan.org. uk/information-and-support/breast-cancer/understanding-cancer/ types-of-breast-cancer/her-2-positive-breast-cancer.html. 2016b.
McMillan S, King M, Tully M. How to Use Nominal Group Technique and Delphi Techniques. Int J Clin Pharm. 2016; 38(3): 655–662.
Mitchell E, Rubin G, Macleod U. Improving Diagnosis; A Toolkit for General Practice. 2012.
National Cancer Institute. Prostate-Specific Antigen (PSA) Test. 2017. https://www.cancer.gov/types/prostate/psa-fact-sheet#q3.
NICE. Metastatic Malignant disease of unknown primary origin in adults; diagnosis and management (CG104). 2010. www.nice.org.uk/guidance/cg104.
NICE. Metastatic spinal cord compression in adults: risk assessment, diagnosis and management Clinical guideline [CG75] (2008). 2008. https://www.nice.org.uk/Guidance/CG75.

Office for National Statistics. Geographic patterns of cancer survival in England: Adults diagnosed 2003 to 2010 and followed up to 2015. 2017. https://www.ons.gov.uk/peoplepopulationandcommunity/ healthandsocialcare/conditionsanddiseases/bulletins/ geographicpatternsofcancersurvivalinengland/adultsdiagnosed2003to2010andfollowedupto2015#geographic-patterns-of-cancer-survival.

Patchell R, Tibbs P, Regine W, et al. Direct decompressive surgical resection in the treatment of spinal cord compression caused by metastatic cancer: a randomised trial. Lancet. 2005; 366: 643–648.

Ponti A, et al. Cancer Screening in the European Union: Report on the implementation of the Council Recommendation on Cancer Screening. 2017. https://ec.europa.eu/health/sites/health/files/major_chronic_ diseases/docs/2017_cancerscreening_2ndreportimplementation_ en.pdf.

Robson P. Metastatic spinal cord compression: a rare but important complication of cancer. Clin Med (Lond). 2014; (5): 542–545.

Scuibba D, Petteys R, Dekutoski M, et al. Diagnosis and management of metastatic spine disease a review. J Neurosurg: Spine. 2010;13(1): 94–108.

Sutcliffe P, Connock M, Shyangdan D, Court R, Kandala NB, Clarke A. A systematic review of evidence on malignant spinal metastases: natural history and technologies for identifying patients at high risk of vertebral fracture and spinal cord compression. Health Technol Assess. 2013;17(42): 1–274.

Turnpenney J, Greenhalgh S, Richards L, Crabtree A, Selfe J. Developing an early alert system for metastatic spinal cord compression. Prim Health Care Res Dev. 2013;16(1): 14–20.

Tsukada Y, Nakamura N, Ohde S, Akahane K, Sekiguchi K, Terahara A. Factors that delay treatment of symptomatic metastatic extradural spinal cord compression. J Palliat Med. 2015;(2): 107–113.

West of Scotland Cancer Network. West of Scotland Guidelines for Malignant Spinal Cord Compression (V2). 2013.

8 Metastatisch bedingte Rückenmarkskompression: Konsequenzen und Versorgung

Wie bereits in ▶ Kapitel 7 beschrieben, ist in 25 % aller Fälle die metastatisch bedingte Rückenmarkskompression (MBRK) das erste Anzeichen einer bösartigen Erkrankung. Von Metastasen weiß man, dass sie ein Indikator für eine signifikante Tumorprogression sind und mit Mortalität und substanzieller Morbidität einhergehen. Das späte Auftreten begrenzt die Zeit für eine diagnostische Aufarbeitung. Deshalb ist eine sofortige Behandlung in fast allen Fällen erforderlich, und das noch bevor der Primärtumor diagnostiziert wird (Wanman et al., 2017). Metastatische Veränderungen können zu einem Versagen lebenswichtiger Organe führen, wenn diese, gemeinsam mit dem Rückenmark, komprimiert werden. Aus diesem Grund ist eine MBRK ein möglicherweise lebensverändernder onkologischer Notfall, der eine sofortige medizinische Behandlung erfordert, damit neurologische Funktionen erhalten, Schmerzen gelindert und bleibende Schäden verhindert werden. Neurologische Funktionen und auch die Lebensqualität bleiben erhalten, wenn die Patienten eine frühzeitige Diagnose und rasch Zugang zu einer adäquaten Behandlung erhalten, welche Nervenschäden verhindert oder minimiert und die Stabilität der Wirbelsäule sichert (Bowers, 2015). In den letzten 20 Jahren hat sich in der Versorgung der MBRK viel getan. Im Jahr 2001 wurden in einem Bericht der *Clinical Resource and Audit Group* (CRAG) signifikante zeitliche Verzögerungen zwischen dem Erstkontakt mit dem Allgemeinmediziner und der endgültigen Diagnose aufgedeckt (Levack et al., 2001). Dieser wegweisende Bericht belegt, dass zum Zeitpunkt der endgültigen Diagnose 82 % der Patienten nicht mehr in der Lage waren, zu gehen (Levack et al., 2001). Der Bericht markiert einen Wendepunkt im Umgang mit der MBRK. Laut White (2016) hängen Prognose und Outcome bei MBRK von zwei Hauptfaktoren ab:

- Status der Gehfähigkeit bei Diagnosestellung
- Primärtumor

Das *National Institute for Health and Care Excellence* (NICE, 2008) fasst in seiner Kurzübersicht die wichtigsten Prioritäten im Rahmen der Versorgung einer MBRK zusammen (▶ Tab. 8.1).

Im Jahr 2014 veröffentlichte Robson die nachfolgende „To-Do-Liste“:

- Safety netting bei allen Patienten, bei denen das Risiko für die Entwicklung einer MBRK besteht (das sind Patienten mit einem hohen Risiko für die Entwicklung von Knochenmetastasen und Patienten, bei denen bereits Knochenmetastasen diagnostiziert wurden)
- MRT der gesamten Wirbelsäule innerhalb einer Woche bei Patienten mit Schmerzen im Bereich der Wirbelsäule, bei denen eine Krebsdiagnose gestellt wurde und deren Symptome auf Metastasen hindeuten

Tab. 8.1 NICE-Kurzübersicht zu den wichtigsten Aspekten der Versorgung einer MBRK

Spezielle Behandlungsplanung und Notaufnahme	Jedes Krebsnetzwerk sollte sicherstellen, dass Patienten Zugang zu kompetenten Schwerpunkteinrichtungen erhalten, die eine frühzeitige Diagnose, Behandlung, Rehabilitation und Betreuung von MBRK-Patienten ermöglichen
Früherkennung	Sofortiges Kontaktieren des MBRK-Koordinators, um mit ihm Patienten zu besprechen, bei denen der Verdacht auf eine MBRK besteht, weil sie sich mit folgenden Symptomen vorgestellt haben: 1. Neurologische Symptome inkl. radikulärer Schmerzen, Schwäche der Extremitäten, Gangstörungen, Empfindungsstörungen oder Verlust der Blasen- oder Darmfunktion 2. Neurologische Zeichen einer Rückenmarks- oder Cauda-Equina-Kompression (▸ Kapitel 5) **Bildgebung** Kontaktieren des MBRK-Koordinators, um mit ihm Patienten zu besprechen, bei denen der Verdacht auf eine MBRK besteht, weil sie sich mit einer Kombination folgender Symptome vorgestellt haben: 1. Thorakale oder zervikale Schmerzen 2. Zunehmender Schmerz im Bereich der Lendenwirbelsäule 3. Starker, nicht nachlassender Schmerz im Bereich der Lendenwirbelsäule 4. Schmerzen, die bei Belastung stärker werden (Valsalva-Manöver, Husten, Niesen) 5. Lokaler Druckschmerz 6. Nächtliche Schmerzen, die den Schlaf stören • MRT der gesamten Wirbelsäule bei Verdacht auf MBRK innerhalb von 24 Stunden (es sei denn, eine MRT sei kontraindiziert) oder früher, wenn eine Not-Operation ansteht • Safety netting bei Patienten mit einem hohen Risiko für die Entwicklung von Knochenmetastasen oder bei Krebspatienten mit Rückenschmerzen; diese Patienten müssen über MBRK-Symptome aufgeklärt werden • MRT innerhalb von 7 Tagen, wenn der Verdacht auf spinale Tumoren besteht

Tab. 8.1 NICE-Kurzübersicht zu den wichtigsten Aspekten der Versorgung einer MBRK *(Forts.)*

Behandlung von Wirbelsäulen-metastasen und MBRK	• Patienten mit Verdacht auf eine MBRK sollten in flache Rückenlage gebracht werden, bis die Stabilität von Knochen und Nerven bestätigt wird (lokale Behandlungspfade sollten entwickelt werden) • Die Behandlung sollte idealerweise innerhalb von 24 Stunden nach Bestätigung der MBRK-Diagnose beginnen • Entscheidung bzgl. eines chirurgischen Eingriffs • Der Patient sollte innerhalb von 24 Stunden die Möglichkeit einer Strahlentherapie erhalten, und zwar täglich für MBRK-Patienten, die diese Therapie benötigen und die für eine Operation nicht in Frage kommen
Unterstützende Versorgung und Rehabilitation	Die Planung von Rehabilitation und Entlassung sollte bereits zum Zeitpunkt der Patientenaufnahme beginnen. In die Planung einbezogen werden sollten Patient, Familie und Pflegende, onkologisches und Reha-Team, ambulanter Pflegedienst, alle Beteiligten der Grundversorgung sowie spezialisierte Palliativteams

- Notfall-MRT der gesamten Wirbelsäule innerhalb von 24 Stunden bei Patienten mit Verdacht auf eine MBRK und Behandlung analog des lokal geltenden MBRK-Behandlungspfads
- Kontaktieren des MBRK-Koordinators unmittelbar nach der Diagnose
- Beginn der endgültigen Behandlung innerhalb von 24 Stunden nach bestätigter MBRK

Trotz bestehender Leitlinien ergab eine Befragung von 96 angehenden Ärzten, dass das Krankheitsbild der MBRK kaum bekannt ist (Brooks et al., 2014). Diese Tatsache spricht für eine intensivere Verbreitung der NICE-Leitlinien, um eine optimale Versorgung der MBRK zu fördern.

8.1 Behandlungsplanung bei MBRK

Solide MBRK-Behandlungspfade mit schnellem Zugang zu Begutachtung, Untersuchung, Diagnose und Behandlung sind von grundlegender Bedeutung, um ein bestmögliches Outcome für die Patienten zu gewährleisten (Savage et al., 2014). Eine der NICE-Empfehlungen (2008) beinhaltet die Ernennung eines MBRK-Koordinators, der als Anlaufstelle für Kliniker fungiert. Dessen Rolle umfasst die Koordination der zeitnahen Weiterbehandlung von Patienten mit MBRK, wozu auch Beratung und Versorgung analog einem aktuellen, evidenzbasierten Behandlungspfad gehören. Savage et al. (2014) berichten vom CRAG-Report (Levack et al. 2001), aus dem hervorgeht, dass Patienten vor Diagnosestellung häufig bereits drei Monate lang unter Rückenschmerzen gelitten hatten. Laut Report verzögern sich Diagnose und Behandlung oft, weil Einrichtungen fehlen, die rund um die Uhr MRT-Termine vergeben. Organisatorische Neuerungen wie zum Beispiel die Einrichtung einer Hotline für MBRK-Überweisungen zur beschleunigten Behandlung führen zu einem positiveren Behandlungsergebnis, vor allem in Bezug auf die Gehfähigkeit. Savage et al. (2014) untersuchten die Auswirkungen der NICE-Leitlinien (2008) im Südwesten Englands. Insgesamt waren die Behandlungsergebnisse für Patienten mit Krebserkrankungen mit einer MBRK deutlich besser als in den 1990er Jahren. Aber trotzdem zeigen viele Patienten mit Krebserkrankungen und MBRK zum Zeitpunkt des ersten Kontakts mit dem MBRK-Behandlungspfad erhebliche neurologische Defizite. Bei etwa 20 % der Betroffenen war bis zu diesem Zeitpunkt noch keine Krebserkrankung diagnostiziert worden; und viele Patienten mit Krebserkrankungen gehen wegen neuer Symptome erst zum Arzt, wenn die neurologischen Veränderungen bereits signifikant sind. Savage et al. (2014) glauben, dass eine Gesundheitskampagne die Öffentlichkeit für dieses Problem sensibilisieren könnte und unterstreichen die Bedeutung solider Behandlungspfade für bessere Behandlungsergebnisse. Dies könnte durch einen leichteren Zugang zur Diagnostik sowie angemessene, zeitnahe Untersuchungen und Behandlungen erzielt werden.

Die Behandlungserfolge eines der größten europäischen Krebsbehandlungszentren, dem *Christie National Health Service (NHS) Foundation Trust Coordinator Service* im Nordwesten Englands, sind äußerst ermutigend und bestätigen, dass sich eine grenzüberschreitende Zusammenarbeit positiv auf die Gesamtüberlebenszeit der Patienten auswirkt (Richards et al., 2016). Allerdings geht aus bisher unveröffentlichten Daten dieser Serviceeinrichtung hervor, dass nur 13–20 % aller Patienten mit einer MBRK für eine Operation in Frage kommen. Dies deckt sich mit veröffentlichten Daten, die belegen, dass von 10–20 % der Patienten mit Krebserkrankungen wiederum 10–20 % eine Kompression des Rückenmarks entwickeln und evtl. operiert werden müssen (Fox et al., 2017). Andere Studien innerhalb des Christie MSCC Coordinator Service bestätigen, dass die Kommunikation zwischen primären und sekundären Versorgungseinrichtungen vor Ort und tertiären Spezialzentren erheblich verbessert wurde. Die meisten Patienten mit einer MBRK erhalten innerhalb von 24 Stunden eine Strahlentherapie und die Zahl der Patienten, die in den Besprechungen der chirurgischen Teams vorgestellt werden, hat sich verdreifacht (Richards et al., 2016). Die zentrale Studie zum Nachweis, dass mit einer Operation die bestmöglichen Ergebnisse bezüglich Funktionserhalt und Prognose erzielt werden können (Patchell et al., 2005), ermittelte bei Patienten mit einer MBRK eine durchschnittliche postoperative Überlebenszeit von 126 Tagen, während die Überlebenszeit nach einer Bestrahlung bei nur 30 Tagen liegt. Fehlings et al. (2016) berichten bzgl. ihrer MBRK-Patienten in

den USA und in Kanada von einer durchschnittlichen Überlebenszeit von 234 Tagen. Bei Christie beträgt die durchschnittliche Überlebenszeit nach einer Bestrahlung 62 Tage, nach einer Operation 377 Tage. Fehlten die operativen Möglichkeiten, so litten die Patienten stärker und starben auch früher. Ein erstes Fazit war, dass ein koordiniertes MBRK-Angebot das Bewusstsein sowohl bei den Vertretern der Gesundheitsberufe als auch bei Patienten schärft und somit eine frühere Diagnose und Behandlung sowie eine verlängerte Überlebenszeit ermöglicht. Das exemplarische Modell eines Behandlungspfads, welches an die lokalen Bedürfnisse angepasst und von NICE (2008) empfohlen wird, kann grenzüberschreitend auf viele Gesundheitseinrichtungen übertragen werden.
Ein an die lokalen Gegebenheiten angepasster MBRK-Behandlungspfad für ein akutes MBRK-Stadium könnte wie folgt aussehen (▶ Abb. 8.1):
Gemäß diesem spezifischen strategischen Versorgungsansatz würde ein MBRK-Koordinator unmittelbar bei Verdacht auf eine MBRK kontaktiert und der Patient liegend versorgt (▶ Abb. 8.1). Anschließend käme der Patient mit dem Rettungswagen, noch immer liegend, in ein örtliches

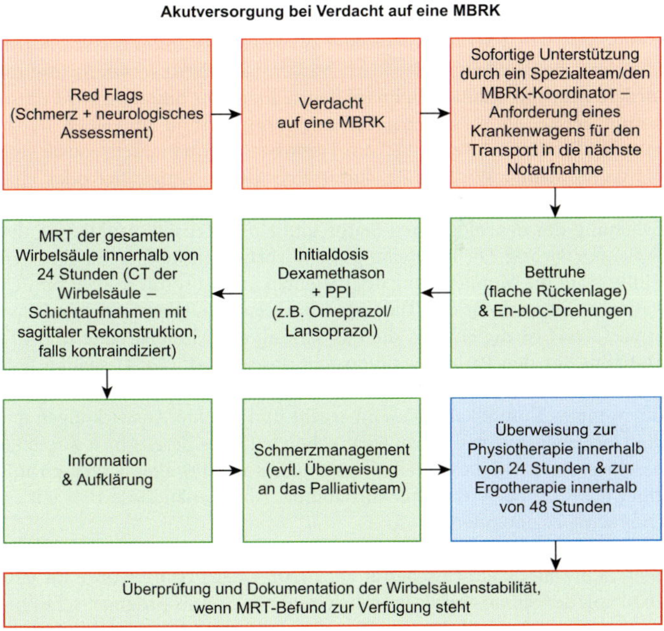

Abb. 8.1 Akutversorgung bei Verdacht auf eine MBRK (CT = Computertomografie, MRT = Magnetresonanztherapie, MBRK = metastatisch bedingte Rückenmarkskompression, PPI = Protonenpumpenhemmer) [P829/L231]

Krankenhaus. In diesem Stadium würden weitere Untersuchungen in die Wege geleitet, unter anderem eine Bildgebung (MRT) der gesamten Wirbelsäule. Zudem würden Steroide verabreicht. Es ist wichtig, dass man in der Primärversorgung diesen initialen Behandlungsansatz versteht. Möglicherweise existiert ein lokaler Behandlungspfad, der für eine bestimmte Region gültig ist. Manche multidisziplinäre Teams könnten sich darauf verständigt haben, Patienten in einem so frühen Stadium des Behandlungspfads nicht in flache Rückenlage zu bringen. Deshalb müssen Sie genau wissen, welche Empfehlungen und Vorgaben der für Ihre Region gültige Behandlungspfad beinhaltet. Der derzeitige lokal gültige Behandlungspfad, der mit der genannten Versorgungsstrategie einhergeht, ist nachfolgend beschrieben (▶ Abb. 8.2).

8.2 Stabilität der Wirbelsäule

Ist die Wirbelsäule von Metastasen infiltriert, so besteht die Gefahr einer Wirbelsäuleninstabilität, die wiederum mit dem Risiko einer neurologischen Schädigung verbunden ist, wenn die betroffenen Wirbelsäulensegmente bewegt werden (▶ Tab. 8.2).

Deshalb ist ein streng einzuhaltendes Versorgungskonzept für den Umgang mit einer MBRK von größter Wichtigkeit (Kaplow & Iyere, 2016). Die klinische Beurteilung der Wirbelsäulenstabilität ist schwierig und erfordert stets eine multidisziplinäre Beurteilung. Die Situation wird umso komplizierter, als es sich bei diesem Krankheitsbild um einen dynamischen Prozess mit vermutlichem Tumorwachstum handelt, sodass eine bis dahin stabile Wirbelsäule durch eine kleine Verletzung oder eine Tumorausdehnung instabil werden kann. Folglich ist eine regelmäßige Erhebung des neurologischen Status und eine intensive Aufklärung des Patienten wichtig. Die Beurteilung der Wirbelsäulenstabilität hat direkten Einfluss auf die Mobilisierung des Patienten und ist somit sowohl für den Patienten als auch für den Therapeuten wesentlich. Die Studie von Pease et al. (2004) ist die einzige, die das Timing der Mobilisierung und das Outcome für den Patienten untersucht. Pease et al. (2004) stellten fest, dass eine frühe Mobilisierung nach Bestätigung der Wirbelsäulenstabilität mit weniger Komplikationen einhergeht und direkte Auswirkungen auf die Überlebenszeit von bis zu 60 Wochen hat. Wie bereits in ▶ Kapitel 6 beschrieben, entwickeln erfahrungsgemäß nur 10 % aller Patienten mit einer MBRK eine Wirbelsäuleninstabilität. Aber genau diese 10 % gilt es, rechtzeitig zu erkennen.

In die gegenwärtige Praxis fließt auch der *Spinal Instability Neoplastic Score*, kurz SINS, ein (Fischer at al., 2010). Dieser Score wurde im Jahr 2010 von der *Spinal Oncology Study Group (SOSG)* als prognostisches Instrument zur Beurteilung von Patienten mit metastatischer Infiltration der Wirbelsäule entwickelt (Fisher et al., 2010). Der SINS Score ist für Wirbelsäulenchirurgen, Radiologen und Radioonkologen ein probates Mittel zur Beurteilung des Nutzens operativer Maßnahmen bei

Wirbelsäulenmetastasen (Fox et al., 2017). Untersucht werden sechs Kategorien, wobei jede einzelne nach einem Punktesystem bewertet wird (▶ Tab. 8.3).

Score 0–6: stabile Wirbelsäule
Score 7–12: unklar; mögliche drohende Instabilität
Score 13–18: Instabilität

Bei einem Score ab 7 wird ein chirurgisches Gutachten empfohlen (Fox et al., 2017).

Die Beurteilung der Stabilität erfolgt durch ein multidisziplinäres Team unter Einschaltung von Wirbelsäulenchirurgen, falls erforderlich.

Für die Entscheidung ist ein zeitnaher Input eines Radiologen, des medizinischen Teams und des physiotherapeutischen Teams nötig. Letztendlich fällt die Entscheidung je nach

- klinischen Zeichen,
- vorhandenen Schmerzen bei Bewegung,
- Verschlechterung des neurologischen Zustands sowie
- radiologischen Befunden.

NICE (2008) empfiehlt wie folgt:

Patienten mit starken Schmerzen bei Bewegung, die auf eine Instabilität der Wirbelsäule hinweisen, oder Patienten mit neurologischen Zeichen oder Symptomen, die für eine MBRK sprechen, sollten liegend (Wirbelsäule in neutraler Position) behandelt werden. Zur Behandlung gehören en-bloc Drehungen oder Kippbetten sowie die Verwendung von Bettpfannen für den Toilettengang, bis Knochenstabilität und neurologischer Status geklärt sind. Erst dann darf vorsichtig mit der Remobilisierung begonnen werden.

In den Leitlinien zur Beurteilung der Wirbelsäulenstabilität des *Christie Trust* heißt es wie folgt:

Gehen Sie so lange von einer instabilen Wirbelsäule aus, bis weitere Untersuchungen (MRT) das Gegenteil beweisen.

Und weiter:

Die Wirbelsäule sollte so lange als „instabil" gelten, bis das multidisziplinäre Team eine anderslautende Entscheidung getroffen hat. N.B.: Diese Entscheidung sollte im Krankenhaus, in dem der Patient versorgt wird, fallen.

Diese Empfehlungen haben erhebliche Auswirkungen, denn die neurologische Untersuchung muss möglicherweise am liegenden Patienten erfolgen, und eventuell muss auch die Untersuchung in einer Hausarzt- oder physiotherapeutischen Praxis deutlich angepasst werden. Erhärtet sich während der Untersuchung der Verdacht, dass es sich bei der Ursache der Symptome um eine MBRK handeln könnte, dann prüfen Sie, ob der Patient für die restliche Zeit der Untersuchung liegen muss. Üblicherweise werden Entscheidungen über solche Behandlungspfade lokal getroffen und haben Auswirkungen auf die physiotherapeutische Praxis. Machen Sie sich also mit dem für Sie geltenden Behandlungspfad

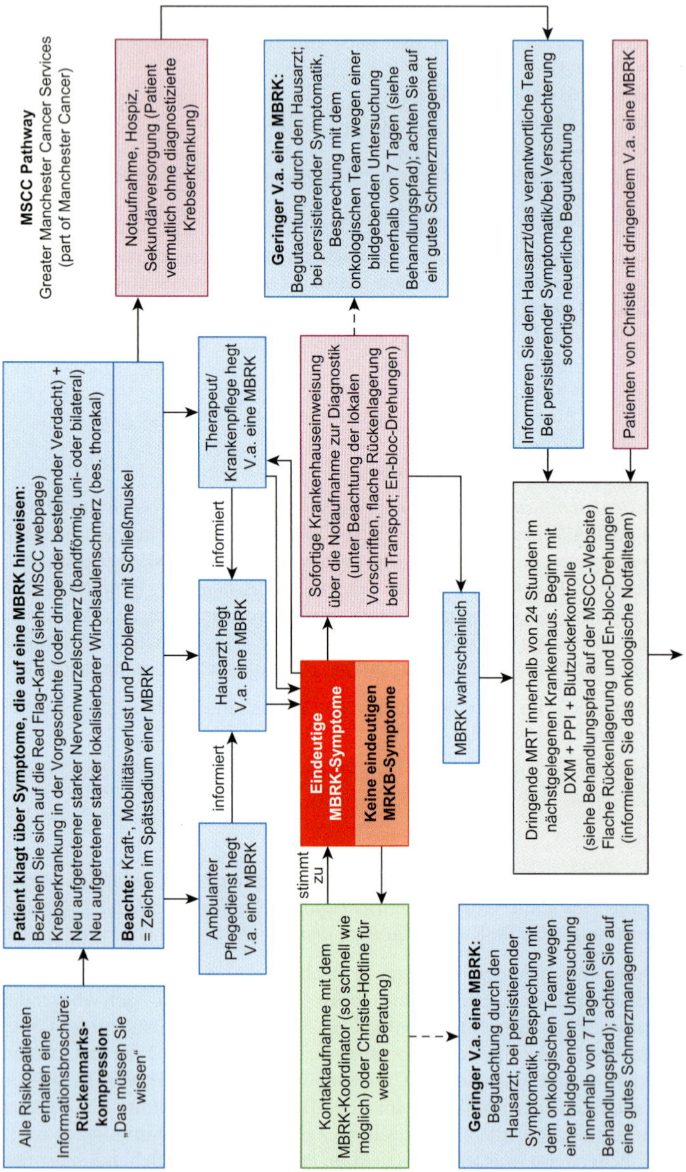

Abb. 8.2 Manchester Cancer MBRK-Behandlungspfad. Verfügbar auf der Christie NHS FT-Website (http://christie.nhs.uk) (DXM = Dextromethorpan, MBRK = metastatisch bedingte Rückenmarkskompression, PPI = Protonen-pumpenhemmer, MRT = Magnetresonanztherapie) [P829/L231]

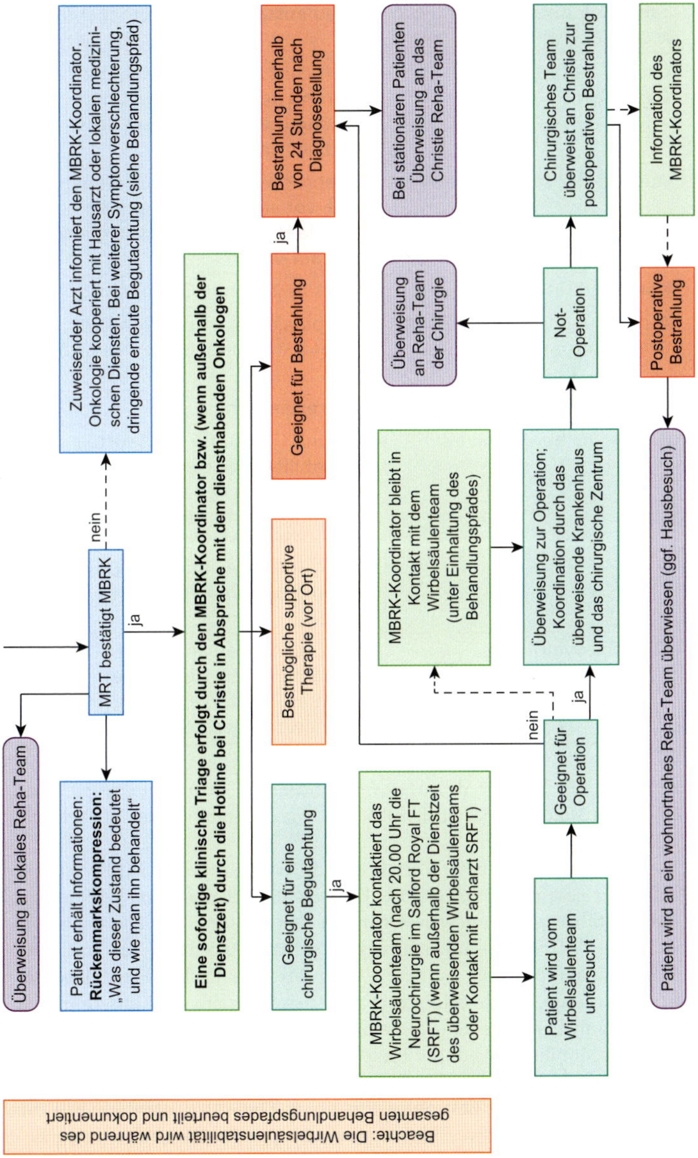
Überweisung an lokales Reha-Team
MRT bestätigt MBRK
nein
ja
Patient erhält Informationen: **Rückenmarkskompression:** „Was dieser Zustand bedeutet und wie man ihn behandelt"
Zuweisender Arzt informiert den MBRK-Koordinator. Onkologie kooperiert mit Hausarzt oder lokalen medizinischen Diensten. Bei weiterer Symptomverschlechterung, dringende erneute Begutachtung (siehe Behandlungspfad)
Eine sofortige klinische Triage erfolgt durch den MBRK-Koordinator bzw. (wenn außerhalb der Dienstzeit) durch die Hotline bei Christie in Absprache mit dem diensthabenden Onkologen
Geeignet für eine chirurgische Begutachtung
Bestmögliche supportive Therapie (vor Ort)
Geeignet für Bestrahlung
ja
Bestrahlung innerhalb von 24 Stunden nach Diagnosestellung
Bei stationären Patienten Überweisung an das Christie Reha-Team
MBRK-Koordinator kontaktiert das Wirbelsäulenteam (nach 20.00 Uhr die Neurochirurgie im Salford Royal FT (SRFT) (wenn außerhalb der Dienstzeit des überweisenden Wirbelsäulenteams oder Kontakt mit Facharzt SRFT)
Patient wird vom Wirbelsäulenteam untersucht
Geeignet für Operation
nein
ja
MBRK-Koordinator bleibt in Kontakt mit dem Wirbelsäulenteam (unter Einhaltung des Behandlungspfades)
Überweisung zur Operation; Koordination durch das überweisende Krankenhaus und das chirurgische Zentrum
Not-Operation
Überweisung an Reha-Team der Chirurgie
Chirurgisches Team überweist an Christie zur postoperativen Bestrahlung
Information des MBRK-Koordinators
Postoperative Bestrahlung
Patient wird an ein wohnortnahes Reha-Team überwiesen (ggf. Hausbesuch)
Beachte: Die Wirbelsäulenstabilität wird während des gesamten Behandlungspfades beurteilt und dokumentiert

Abb. 8.2 *(Forts.)*

Tab. 8.2 Indikatoren für die Wirbelsäulenstabilität bei vorliegender MBRK

Ort des metastatischen Geschehens	Die HWS ist am instabilsten, die BWS aufgrund der zusätzlichen Unterstützung durch Rippen und Brustwand am stabilsten
Ausmaß der Tumorinfiltration	Eingebrochene Wirbel sind weniger stabil, vor allem dann, wenn sie nur noch die Hälfte ihrer ursprünglichen Höhe aufweisen
Komorbiditäten	Bereits bestehende Osteoporose
Auswirkungen einer offenen Operation	Eine spinale Dekompression kann die Stabilität der Wirbelsäule beeinträchtigen
Krankheitsprogression	Tumorexpansion
Radiologischer Nachweis	MRT und CT sind für die Beurteilung der Stabilität von essenzieller Bedeutung, um den Ort des Geschehens, eine lytische Läsion, strukturelle Deformitäten, Anordnung der Wirbelkörper und Beteiligung der posterolateralen Strukturen erfassen zu können
Klinische Symptome	Starke Schmerzen am Ort der Läsion sowie Schmerzen, die sich bei Bewegung verstärken; neurologische Zustandsverschlechterung

vertraut. Am Beispiel des *Manchester Cancer Centre stability pathway* (▶ Abb. 8.3) können Sie nachvollziehen, wie die Stabilität der Wirbelsäule beurteilt werden kann.

Das bewährteste und beste Verfahren zur Bestätigung einer MBRK ist eine MRT der gesamten Wirbelsäule. Diese sollte innerhalb von 24 Stunden durchgeführt und ausgewertet worden sein (NICE, 2008). Je nach Anweisung des Wirbelsäulenchirurgen sollten Patienten, die auf eine Wirbelsäulenoperation warten, bis zur MRT in flache Rückenlage gebracht werden. Nach erfolgter Fallbesprechung im multidisziplinären Team kann bei Patienten, die eine Strahlentherapie erhalten, mit vorsichtiger Mobilisierung durch ein speziell geschultes physiotherapeutisches Team begonnen werden. Bei ganz wenigen Patienten kommt weder eine Operation noch eine Bestrahlung in Frage. Diese Patienten erhalten die bestmögliche supportive Therapie (Best Supportive Care), aber keine Behandlungsinterventionen mehr. Die Entscheidung des multidisziplinären Teams bezüglich einer vorsichtigen Mobilisierung wird diesen Ansatz

Tab. 8.3 SINS-Klassifikation

SINS-Kategorien	Punkte
Lokalisation	
Übergangssegmente: Okziput–C_2, C_7 – Th_2, Th_{11} – L_1, L_5 – S_1	3
Mobile Segmente: C_3 – C_6, L_2 –L_4	2
Semirigide Segmente: Th_3 – Th_{10}	1
Rigide Segmente: S_2 – S_5	0
Schmerz*	
Ja	3
Gelegentlich, bewegungsunabhängig	1
Nein, schmerzfreie Läsion	0
Art der knöchernen Läsion	
Lytisch	2
Gemischt (lytisch/blastisch)	1
Blastisch	0
Spinales Alignment	
Subluxation/Translation vorhanden	4
De novo-Deformität (Kyphose/Skoliose)	2
Normales Alignment	0
Wirbelkörperintegrität	
≥ 50 % eingebrochen	3
≤ 50 % eingebrochen	2
Keine Sinterung, aber ≥ 50 % des Wirbelkörpers infiltriert	1
Keines der vorstehenden Kriterien trifft zu	0
Beteiligung posteolateraler spinaler Strukturen+	
Bilateral	3
Unilateral	1
Keines der vorstehenden Kriterien trifft zu	0

Anm.: Daten wurden angepasst
SINS: Spinal instability neoplastic score
*) Schmerzlinderung durch Ruhe und/oder Schmerzen bei Bewegung/ Belastung der Wirbelsäule
+ Facetten, Pedikel oder costovertebrale Gelenkfraktur oder Tumorinfiltration

stützen. Wie in jeder Red Flag-Situation ist jedoch auch hier eine kontinuierliche Neubewertung der Wirbelsäulenstabilität von großer Bedeutung. Eine Stabilisierung mit Hilfe eines Korsetts oder einer Hals-

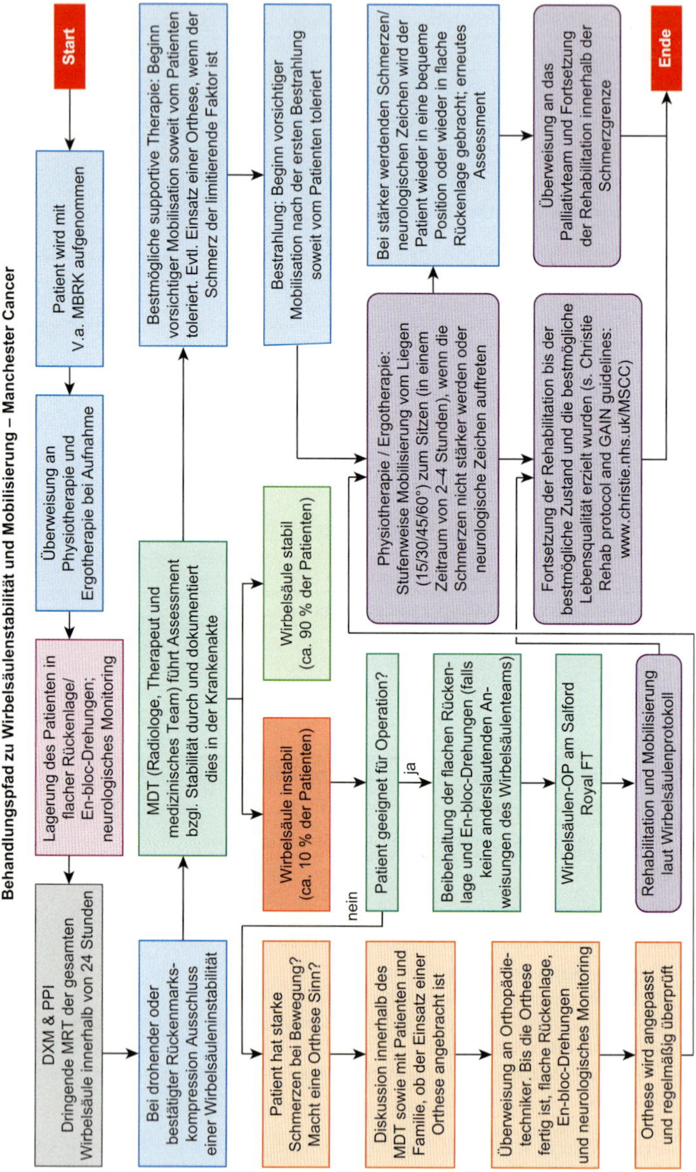

Abb. 8.3 Untersuchung der Wirbelsäulenstabilität (DXM = Dextromethorphan, MDT = Multidisziplinäres Team, MRT = Magnetresonanztherapie, MBRK = metastatisch bedingte Rückenmarkskompression, PPI = Protonenpumpenhemmer) [P829/L231]

krause kann vor allem dann angedacht werden, wenn der Patient unter starken Schmerzen leidet und eine Operation nicht in Frage kommt.

8.3 Therapeutische Maßnahmen

Mögliche Behandlungsoptionen sind Operation, Strahlentherapie oder Symptomkontrolle. Patienten, bei denen der Verlust der motorischen Funktionen schon länger als 48 Stunden andauert, werden vermutlich auch nach einer Therapie keine brauchbaren Funktionen wiedererlangen. Für Patienten mit sehr starken Schmerzen wird häufig eine Bestrahlung als Einmaltherapie (SFRT) in Betracht gezogen. Man darf nicht vergessen, dass mit der Behandlung von Wirbelsäulenmetastasen andere Ziele verfolgt werden als mit der Behandlung eines Primärtumors – die Behandlungsinterventionen im Zusammenhang mit Wirbelsäulenmetastasen sind nur selten kurativer Natur. Wenn sich Metastasen gebildet haben, so ist das vorrangige Ziel der Chirurgen, die allgemeine Lebensqualität zu verbessen und die Unabhängigkeit des Patienten zu stärken oder zu erhalten. Dies wird letztendlich durch Schmerzreduktion, Erhalten neurologischer Funktionen bzw. Verminderung bereits vorliegender neurologischer Einschränkungen und Erhaltung der Wirbelsäulenstabilität erreicht (Franic et al., 2016). In der Praxis ist es vernünftig, sich sofort nach Diagnose einer MBRK mit einem chirurgischen Team in Verbindung zu setzen, um für Patienten, die für eine Operation in Frage kommen, ein bestmögliches Outcome zu erreichen (Franic et al., 2016). Dies zu koordinieren ist eine der Hauptaufgaben des MBRK-Koordinators. Patienten mit einer MBRK werden initial intravenös (IV) oder oral mit Kortikosteroiden und einem Protonenpumpenhemmer (z. B. Omeprazol) zum Schutz des Magens behandelt. Diese initial verabreichten Steroide reduzieren Ödeme, wirken druckentlastend und sollen Schmerzen und neurologische Beeinträchtigung lindern. In der Regel wird Dexamethason gegeben. Zu diesem Zeitpunkt wird die Entscheidung für oder gegen eine Operation getroffen. Patienten, die nicht operiert werden, erhalten innerhalb von 24 Stunden eine Strahlentherapie mit dem Ziel einer Tumorverkleinerung (Kaplow & Iyere, 2016). Es würde den Rahmen dieses Buches sprengen, wenn wir an dieser Stelle noch detaillierter auf operative und nicht-operative Therapiemöglichkeiten, die bei einer MBRK zur Verfügung stehen, eingingen. Der Leser sei allerdings darauf hingewiesen, dass eine Vielzahl von Behandlungsansätzen zur Verfügung stehen. Je nach Grad der Malignität und Zustand des Patienten sind auch kombinierte Therapieansätze (z. B. Strahlentherapie und Operation) denkbar. Um die komplexen diagnostischen und therapeutischen Herausforderungen, vor die uns diese komplexe Patientengruppe stellt, meistern zu können, ist die Einbindung eines multidisziplinären Teams, bestehend aus Neurochirurgen, Radiologen und Onkologen, notwendig. Das Koordinieren von Kommunikation und Versorgung durch einen MBRK-Koordinator darf nicht unterschätzt werden, wenn es darum geht, das Outcome für den Patienten zu verbessern (NICE, 2008).

Operation

Patchell et al (2015) bereiteten den Weg für chirurgische Interventionen und revolutionierten damit die gängige Praxis. Dieser Behandlungsansatz wurde später auch von Fehlings et al. (2016) unterstützt. Patchell und Kollegen ist es zu verdanken, dass heute viel mehr Patienten mit MBRK, die fit genug dafür sind, eine Operation angeboten wird, im Rahmen derer ein Tumor auch im Ganzen oder in Teilen entfernt werden kann (Kaplow & Iyere, 2016). Die steigende Zahl chirurgischer Eingriffe ist wahrscheinlich auf eine verbesserte klinische Evidenz, neue Operationsmethoden sowie eine steigende Zahl von Patienten mit Krebserkrankungen zurückzuführen (Morgan et al., 2013). Quraishi et al. (2013) empfehlen, eine Operation so frühzeitig wie nur irgend möglich durchzuführen, damit das bestmögliche Ergebnis erzielt werden kann. Im Rahmen einer Studie gelang ihnen der Nachweis, dass Patienten, die innerhalb von 48 Stunden operiert wurden, bessere neurologische Ergebnisse aufwiesen, die Überlebensrate jedoch davon unbeeinflusst blieb.

Für verhältnismäßig fitte Patienten mit guter Prognose ist eine Dekompressionsoperation mit anschließender Strahlentherapie der empfohlene Behandlungsansatz. Um eine gute Prognose und bestmögliche Ergebnisse erzielen zu können, müssen die Patienten, die für eine Operation geeignet sind, so früh wie möglich identifiziert werden – eine große Herausforderung für alle Beteiligten. Eine Strahlentherapie im Vorfeld der Operation kann das Risiko für eine Wundheilungsstörung erhöhen und damit das Infektionsrisiko verdreifachen. Ein chirurgischer Eingriff kann auch zur Diagnostik beitragen, wenn z. B. Gewebeproben entnommen werden oder Probleme (auch Schmerzen), die mit einer Instabilität einhergehen, beseitigt werden. Ein größerer operativer Eingriff kommt oft nur für Patienten in Frage, deren Lebenserwartung drei Monate übersteigt.

Günstige prognostische Indikatoren für eine Operation sind

- histologische Befunde (Brust, Prostata, Nieren, multiples Myelom, Lymphom),
- gute Gehfähigkeit bei Vorstellung,
- guter Allgemeinzustand,
- wenige Komorbiditäten,
- begrenzt betroffener Wirbelsäulenabschnitt,
- kein Nachweis viszeraler Metastasen sowie
- ein langer Zeitraum zwischen initialer Diagnose und einer MBRK.

Das Ergebnis hinsichtlich Mobilität, funktionellem Status, Kontinenz und Schmerzkontrolle ist bei Patienten, die für eine Operation und postoperative Bestrahlung geeignet sind, günstiger als bei Patienten, die nur eine Strahlentherapie erhalten (Patchell et al., 2005; NICE, 2008). Häufig wird eine Lebenserwartung von drei bis sechs Monaten als Mindestvoraussetzung für eine groß angelegte Operation vorausgesetzt (Miljenko et al., 2016). Laut Wanman et al. (2017) hängt die postoperative Überlebenszeit von Patienten mit einer MBRK von der Art des Primärtumors ab. Dennoch kann ein chirurgischer Eingriff die Gehfähigkeit erhalten

oder verbessern. Nicht in allen Fällen ist eine Operation möglich – zumal diese auch mit erheblichen Risiken einhergeht. Manchmal ist auch eine palliative chirurgische Behandlung denkbar. So könnten beispielsweise eine Kypho- oder Vertebroplastie bei Patienten mit geringerer Lebenserwartung angemessen sein, wenn Outcome und eine verbesserte Lebensqualität schwerer wiegen als die Risiken (Franic et al., 2016).
Zu den Zielen einer chirurgischen Intervention zählen Stabilisierung und Schmerzkontrolle, Erhalt oder Verbesserung der Körperfunktionen inklusive Kontrolle über die Schließmuskeln sowie eine Verbesserung der Lebensqualität. Franic et al. (2016) definieren die Ziele einer Operation wie folgt:

- Kontrolle der Tumorgröße
- Schmerzreduktion
- Erhalt der motorischen Funktionen
- Erhalt der Kontrolle über die Schließmuskeln
- Vermeidung von Deformitäten
- Verbesserung und Erhalt der verbleibenden Lebensqualität

Wanman et al (2017) evaluierten die Überlebenszeit von 69 Patienten mit einer MBRK, die sich einer Operation unterzogen hatten. Diese Patienten hatten keine Krebserkrankung in der Vorgeschichte, stellten sich aber mit Schmerzen und/oder neurologischen Symptomen vor. Patienten mit unbekanntem Primärtumor (CUP) hatten mit 3,5 Monaten die geringste, Patienten mit Myleom oder Prostatakarzinom mit fünf beziehungsweise sechs Jahren die längste Überlebenszeit. Wanman und Kollegen schlossen aus diesen Ergebnissen, dass die postoperative Überlebenszeit von Patienten mit einer MBRK stark von der Art des Primärtumors beeinflusst wird.

Strahlentherapie

Leider kommt für die meisten Patienten mit MBRK eine Operation nicht in Frage. Diejenigen, die nicht für eine OP geeignet sind, sollten innerhalb von 24 Stunden nach MRT-Auswertung und MRBK-Diagnose eine Strahlentherapie erhalten. In diesem Stadium ist die Bestrahlung ein effektives Mittel zur Schmerzkontrolle und zielt darauf ab, eine weitere Verschlechterung des neurologischen Zustands abzuwenden oder neurologische Funktionen sogar zu verbessern. Die ungünstigste Überlebensprognose haben Patienten, deren Zustand sich hinsichtlich Mobilität, funktionellem Status und viszeraler Beteiligung sehr schnell verschlechtert.

Rehabilitation

Die meisten Patienten mit MBRK benötigen intensive rehabilitative Maßnahmen, egal ob stationärer oder ambulanter Art. Solange stationär behandelte Patienten nicht mobil sind, erhalten sie eine Thromboseprophylaxe mit Kompressionsstrümpfen und niedermolekularem Heparin (wenn sie nicht operiert werden). Sehr wichtig ist auch die

Dekubitusprophylaxe. Die Mobilisierung beginnt idealerweise innerhalb von 48 Stunden. Die Planung der Rehabilitation sollte bereits bei der Aufnahme des Patienten angestoßen und in Anlehnung an die lokal geltenden Behandlungspfade die weiterführende Zusammenarbeit mit wohnortnahen Pflege- und Sozialdiensten sowie Hospiz- und Palliativeinrichtungen organisiert werden (Robson, 2014).
Obwohl jede Maßnahme für sich die Symptome des Patienten verbessern kann, ist es häufig deren kombinierter Einsatz, mit dem man das beste Ergebnis erzielt (Sodji et al., 2017). Oft werden Schmerzen mit der Gabe von Analgetika und nichtsteroidalen Antirheumatika kontrolliert. Begleitmedikamente wie Antikonvulsiva oder Antidepressiva können zur Linderung neuropathischer Schmerzen verordnet werden (Kaplow & Iyere, 2016). Biphosphonate werden zur Beherrschung metastatisch bedingter Knochensymptome (Knochenschmerzen und pathologische Frakturen), zur Stärkung der Knochen und zum Schutz vor weiteren Frakturen eingesetzt (Kaplow & Iyere, 2016).

8.4 Bewertungssysteme als Hilfe für die klinische Entscheidungsfindung

Laut Franic et al. (2016) wird der Entscheidungsfindungsprozess hinsichtlich der weiterführenden Behandlung durch Einbindung verschiedener Bewertungssysteme und Behandlungsalgorithmen unterstützt. Generell basiert die klinische Entscheidungsfindung jedoch auf

- der Histologie des Primärtumors,
- dem Grad der Behinderung,
- dem Allgemeinzustand des Patienten und
- dem erwarteten Nutzen einer Operation.

Franic et al. (2016) erachten es als sinnvoll, in den klinischen Entscheidungsprozess verschiedene Bewertungssystemen einzubeziehen. Im Wesentlichen fließen folgende Parameter in die klinische Triage ein:

- Ausmaß der Erkrankung (sowohl die Wirbelsäule betreffend als auch in systemischer Hinsicht)
- Grad der Beeinträchtigung seit dem Einsetzen neuer Anzeichen und Symptome
- Dauer der Symptome
- Gesundheitszustand vor der Konsultation und aktueller Zustand
- Verfügbarkeit weiterer Behandlungsoptionen
- Tokuhashi Score (▶ Tab. 8.4)

Der revidierte Tokuhashi Score zählt zu den bekannteren Scoring-Systemen und wird oft gemeinsam mit anderen Parametern für die Therapieplanung eingesetzt.
Der kumulative Tokuhashi Score, ermittelt aus den einzelnen Variablen, erlaubt eine Prognose zum voraussichtlichen Überleben.
Das vorgeschlagene Behandlungsregime ist wie folgt:

Tab. 8.4 Revidierter Tokuhashi Score zur Evaluation der Prognose von spinalen metastatischen Tumoren

	Punkte
1. Allgemeinzustand (Karnofsky Score)	
- Schlecht (10 % – 40 %)	0
- Moderat (50 % – 70 %)	1
- Gut (80 % – 100 %)	2
2. Anzahl extraspinaler Knochenmetastasen	
- ≥ 3	0
- 1–2	1
- 0	2
3. Anzahl der Wirbelsäulenmetastasen	
- ≥ 3	0
- 2	1
- 1	2
4. Metastasen in wichtigen inneren Organen	
Nicht zu entfernen	0
Entfernbar	1
Keine Metastasen	2
5. Primärtumor	
Lunge, Osteosarkom, Magen, Harnblase, Oesophagus, Pankreas	0
Leber, Gallenblase, unbekannter Ursprung	1
andere	2
Nieren, Uterus	3
Rektum	4
Schilddrüse, Brust, Prostata, Karzinoid	5
6. Lähmung	
- Komplett (Frankel A, B)	0
- Inkomplett (Frankel C, D)	1
- Keine (Frankel E)	2

Abdruck aus Tokuhashi, Y., et al. A revised scoring system for preoperative evaluation of metastatic spine tumor prognosis. Spine. 2005; 30(19): 2186–2191.

- Punktzahl 0–8 (erwartetes Überleben < 6 Monate): konservative Behandlung
- Punktzahl 9–11 (erwartetes Überleben ≥ 6 Monate): palliative chirurgische Methoden oder in seltenen Fällen Tumorexzision bei

Patienten mit einer einzigen Läsion und ohne Metastasen in inneren Organen
- Punktzahl 12–15 (erwartetes Überleben ≥ 1 Jahr): chirurgische Tumorexzision

Die klare Botschaft dieses Kapitels lautet: Verbesserte MBRK-Behandlungspfade, die eine zeitnahe Diagnose und Behandlung ermöglichen, sorgen für bessere Behandlungsergebnisse (Savage et al., 2014). Viele Autoren teilen die Auffassung, dass MBRK-Risikopatienten einer umfassenden Aufklärung bedürfen, damit sie wissen, auf welche Symptome sie achten müssen, denn dies wiederum ermöglicht eine frühzeitige Diagnose (Hutchison et al., 2012). Allerdings kamen Savage und Kollegen (2014) im Rahmen einer Studie zu widersprüchlichen Ergebnissen. 56 Patienten und 50 Mitarbeiter nahmen an der Studie teil. Überraschend wenige Mitarbeiter (4 %) berichteten, dass sie MBRK-Risikopatienten über ihren Zustand aufklären. Hingegen berichteten 20 % der Patienten, aufgeklärt worden zu sein und 77 % der Patienten gaben an, umfassend informiert werden zu wollen. Diese Studie belegt, dass Patienten nach ihrer Entlassung normalerweise nicht mehr auf weitergehende Informationen zugreifen. Deshalb ist es umso wichtiger, dass Risikopatienten relevante Informationen erhalten, solange sie noch in Behandlung sind, denn nur dann sind sie in der Lage, eine MBRK zu erkennen und zeitnah Hilfe zu suchen, wenn sich verdächtige Symptome einstellen (Hutchison et al., 2012). Auch wenn Patienten mit Adenokarzinomen wie Brust-, Prostata-, Lungen- und Nierenkrebs am häufigsten Rückenmarkskompressionen entwickeln (Savage et al., 2014), bedeutet das nicht, dass nicht jeder andere Tumor auch in die Wirbelsäule streuen kann. Als Adenokarzinome bezeichnet man solide Tumoren, die in die Wirbelsäule metastasieren (Hartvigsen et al., 2018). Folglich empfiehlt Frymoyer (1997): „*Ignorieren Sie niemals eine Krebserkrankung in der Vorgeschichte.*“ Im Rahmen der klinischen Entscheidungsfindung werden Sie die Patienten mit hohem Risiko identifizieren. Es ist naheliegend, dass genau diese Patienten umfassend über wichtige Red Flags informiert werden müssen, die auf eine MBRK hindeuten. Bislang unveröffentlichte Erhebungen von *Christie* bestätigen, dass 27 % der Patientenpopulation, bei denen keine Knochenmetastasen bekannt sind, eine MBRK entwickeln. Diese Fälle sind eine Herausforderung für Kliniker, aber wenn sie schnell therapiert werden, ist die Erhaltung des neurologischen Zustands, der Körperfunktionen und der Lebensqualität möglich (Bowers, 2015). Bei guter Zusammenarbeit können wir wirklich etwas bewegen! Wie bereits im Kapitel über das Cauda-Equina-Syndrom (CES) beschrieben, müssen auch MBRK-Risikopatienten in verständlicher Art und Weise über Anzeichen und Symptome aufgeklärt werden (▶ Kapitel 7). Wenn diese dann tatsächlich auftreten, wissen die Betroffenen, was zu tun ist und können schnell therapiert werden (Hutchison et al., 2012).

Übungsbeispiele Hilda und Barbara

Anhand der nachfolgenden frei erfundenen Fallbeispiele können Sie Ihre klinische Fähigkeit zur Entscheidungsfindung testen.

Hilda ist 60 Jahre alt und hat eine Vorgeschichte mit Rückenschmerzen und Brustkrebs.

- Sollten Sie eine MRT veranlassen?
- Sollte die gesamte Wirbelsäule untersucht werden?

Sie benötigen weitergehende Informationen – die subjektive Untersuchung ist hier ein Schlüssel im weiteren Entscheidungsprozess. Denken Sie an die Stichwortkarte mit den Red Flags in ▶ Kapitel 7 und an die NICE-Leitlinien. Sind derzeit keine dieser Red Flags präsent, so vergessen Sie nicht die Macht des „watchful waiting"-Ansatzes und schauen Sie, wie sich die Dinge entwickeln. Führen Sie mit der Patientin ein Aufklärungsgespräch und erläutern Sie, auf welche Anzeichen und Symptome sie achten soll. Sobald sich Red Flags entwickeln, ist eine MRT der gesamten Wirbelsäule das Goldstandard-Verfahren, um Wirbelsäulenmetastasen auszuschließen.

Hilda erzählt Ihnen, dass man ihre Krebserkrankung bei Diagnosestellung als „aggressiv" beschrieben hatte. Auch die Lymphknoten waren befallen. Diese wurden entfernt. Bei dem Tumor handelte es sich um ein HER-positives Mammakarzinom. Hilda macht sich über ihre Rückenschmerzen unverhältnismäßig große Sorgen.

- Was nun?
- Erwägen Sie eine MRT der gesamten Wirbelsäule innerhalb der nächsten 7 Tage.
- Klären Sie die Patientin umfassend über ihre Situation auf.

Sie haben in Ihrer Praxis keine Krankenakte von Hilda. Sie selbst weiß nur wenig über Ihre Brustkrebserkrankung, aber sie weiß, dass Lymphknoten entfernt wurden. Hilda leidet seit 40 Jahren unter Rückenschmerzen. Der Schmerz befindet sich schon immer an derselben Stelle. Allerdings hat sich die Schmerzqualität verändert. Hilda beschreibt ihn nun als plötzlich auftretende starke Schmerzattacken, vor allem nachts.

- Was nun?
- MRT der gesamten Wirbelsäule innerhalb der nächsten 7 Tage.
- Klären Sie die Patientin umfassend über ihre Situation auf.

Hilda hat starke Schmerzen, die ihren Schlaf beeinträchtigen. Sie ist nicht in der Lage, während der Untersuchung flach zu liegen. Wegen der Schmerzen schläft sie nachts auf einem Stuhl. Die unteren Extremitäten sind schmerzfrei und auch ihre Blasen- und Darmfunktion ist normal, wenngleich sie unter einer leichten Verstopfung leidet, gegen die sie Medikamente nimmt. Allerdings findet Hilda, dass sich ihre Beine schwer und seltsam anfühlen und sie stolpert und taumelt. Sie führt diese Gangstörung auf ihre starken Schmerzen zurück. Die neurologische Untersuchung inklusive Testung der Sensibilität bei leichter Berührung, Nadelstichen (Pin Prick-Test) und Propriozeption ist unauffällig.

- Was nun?
- Halten Sie sich an den für Sie gültigen MRBK-Behandlungspfad und veranlassen Sie eine MRT der gesamten Wirbelsäule innerhalb der nächsten 24 Stunden. Was sagt der Behandlungspfad in diesem Stadium zur Lagerung der Patientin? Möglicherweise müssen Sie die Patientin sofort in die flache Rückenlage bringen.

Jetzt handelt es sich um einen Notfall.

Gehen wir noch einmal zurück zum Anfang des Buches. Es ist Freitagnachmittag, 16.00 Uhr.

Ihre nächste Patientin heißt Barbara. Sie ist 62 Jahre alt und leidet seit 18 Monaten unter lumbalem Rückenschmerz (Low Back Pain; LBP) mit Symptomen in beiden Beinen. Barbara wurde von der örtlichen physiotherapeutischen Praxis an Sie überwiesen. Vor acht Monaten wurde sie von einem Neurologen untersucht, der eine Magnetresonanztomografie (MRT) der Lendenwirbelsäule anordnete. Es wurden lediglich degenerative Veränderungen ohne neurologische Auffälligkeiten diagnostiziert. Der Neurologe überwies Barbara zum Physiotherapeuten. Die Schmerzen im Rücken und in den Beinen wurden langsam, aber kontinuierlich stärker, in den letzten beiden Monaten jedoch trat eine deutliche Verschlechterung ein. Barbara klagt nun über stärker werdende Hüftschmerzen sowie Schmerzen und Parästhesien in beiden Beinen. Sie berichtet zudem von extra-segmentalen Taubheitsgefühlen in beiden Beinen, die sowohl die Vorder- als auch die Rückseiten der Beine bis zu den Knöcheln betreffen. Außerdem verspürt sie ein Kribbeln in beiden Füßen, zwar nicht permanent, besonders stark jedoch morgens. Die Patientin berichtet, dass sie seit Kurzem immer wieder stolpert und beinahe stürzt, weil sie kein Gefühl in den Beinen hat. Sie fühlt sich unsicher und klagt über mangelndes Gleichgewicht.

Barbara erwähnt, dass sie seit vier Wochen Probleme mit der Kontrolle ihrer Blasenfunktion hat und regelmäßig kleine Mengen Urin verliert. Sie spürt allerdings, wenn die Blase entleert ist, und auch das Gefühl, wenn sie sich nach dem Toilettengang abwischt, ist normal. Die Schmerzen am Morgen gibt sie mit 7/10 auf der numerischen Schmerzskala an, im Laufe des Tages jedoch verstärkt sich der Schmerz auf der Skala auf 10/10. Barbara erzählt, dass sie in den vergangenen 18 Monaten neun Kilogramm abgenommen hat, sich dieser unerklärliche Gewichtsverlust nun aber stabilisiert habe. Sie hat innerhalb von 18 Monaten insgesamt etwa 10 % ihres Körpergewichts verloren. Als Barbara zum ersten Mal in die Praxis kommt, braucht sie Morphin, um die Symptome ausreichend zu kontrollieren. Aufgrund der starken Schmerzen schläft sie sehr schlecht. Und wenn sie sich nachts im Bett drehen will, dann fühlt sie sich wegen der damit verbundenen Schmerzen in der jeweiligen Position oft wie gefangen.

Während der Untersuchung ist der unsichere Stand sehr auffällig. Barbara steht breitbeinig, hat aber einen ziemlich guten Bewegungsradius. Objektiv betrachtet gibt es keine neurologischen Auffälligkeiten, die Reflexe sind normal und das Abtasten des Bauchraums unauffällig. Folgende Medikamente nimmt Barbara ein: zweimal täglich Morphin; dreimal täglich Ibuprofen; dreimal täglich Paracetamol; dreimal täglich Pregabalin.

Medizinische Vorgeschichte

Bei Barbara wurde die Halswirbelsäule versteift. Die Operation erfolgte vor elf Jahren nach einem Bandscheibenvorfall in Höhe C6/C7 mit einer C7-Wurzelkompression, was Schmerzen und eine Schwäche des linken Arms zur Folge hatte. Durch die Operation konnte eine vollständige Genesung erzielt werden. Barbara raucht seit 40 Jahren 10 Zigaretten pro Tag, sie trinkt nur kleine Mengen Alkohol, in ihrer Krankengeschichte finden sich keine Hinweise auf Tuberkulose oder eine Krebserkrankung.

- Welche differenzialdiagnostischen Möglichkeiten gibt es?
- Welche Untersuchungen führen Sie durch, und vor allem zu welchem Zeitpunkt?
- Welche Untersuchungen werden Sie zu welchem Zeitpunkt in die Wege leiten?

Ihre differenzialdiagnostischen Möglichkeiten sind:

- MBRK
- CES
- Rückenmarkskompression aufgrund anderer Ursachen
- Osteoporotischer Wirbeleinbruch, Infektion, Bandscheibenläsion

Jetzt sind weitergehende Untersuchungen der Wirbelsäule die einzige Möglichkeit, um die mutmaßliche Diagnose stellen zu können. (N. B.: Ist die Wirbelsäule unauffällig, muss eine Untersuchung der Beckenhöhle in Erwägung gezogen werden).

Welche Untersuchungen der Wirbelsäule werden Sie in die Wege leiten?

Aus differenzialdiagnostischer Sicht hat der Stabilitätsfaktor in Bezug auf eine MBRK das größte klinische Gewicht. Deshalb ist der Ausschluss einer MBRK der wichtigste Treiber in der weiteren medizinischen Versorgung (Überweisung). Daher wäre der MBRK-Behandlungspfad mit MRT der gesamten Wirbelsäule innerhalb der nächsten 24 Stunden in Barbaras aktueller Situation der geeignetste. Die NICE Leitlinien (2008) empfehlen in diesem Fall eine flache Positionierung in Rückenlage, und zwar so lange, bis die Stabilität der Wirbelsäule beurteilt wurde. Dennoch haben etwaige lokale Behandlungspfade in diesem Stadium Vorrang.

Indessen hat Barbaras MRT der gesamten Wirbelsäule folgendes ergeben:

- Bandscheibenprotrusion auf Höhe C4/C5 mit Kompression des Rückenmarks und damit verbundener gestörter Reizweiterleitung.
- Ein großer zentraler Bandscheibenvorfall auf Höhe L3/L4, der für eine Kompression der Cauda equina ursächlich ist

Zusätzlich wurde bei Barbara Blut entnommen und eine Serum- und Urinelektrophorese durchgeführt; die Werte waren allesamt normal. Barbara litt also unter einem inkompletten Cauda-Equina-Syndrom (CESI) (▶ Tab. 5.3).

8

Weiteres Vorgehen:

- Dringende Überweisung an die Wirbelsäulenchirurgie.

Outcome:

- Barbara unterzog sich einer Notoperation und verließ das Krankenhaus mit einem sehr positiven Ergebnis.

Nach der Operation äußerte sich Barbara wie folgt:

Erst im Nachhinein, wenn man die Symptome nachschlägt, weiß man, wie knapp es war – was alles hätte passieren können. Ich bin einfach nur dankbar, dass ich rechtzeitig beim Arzt war. Okay, ich kann vielleicht keine 30 Kilometer mehr am Tag laufen, aber ich kann gehen, und das ist für mich das Wichtigste. Ich habe mir immer gewünscht auf der Hochzeit meiner Tochter zu tanzen, und jetzt weiß ich, dass das möglich sein wird …

Und sie tanzte tatsächlich auf der Hochzeit ihrer Tochter. Bei einem späteren Interview verriet sie, dass sie sogar mit „Mörderabsätzen“ getanzt hatte.

Nun sind wir am Ende unseres Buches angelangt und würden Sie gerne mit einer letzten Botschaft ziehen lassen: Wenn wir Patienten als Partner betrachten, Risikopatienten umfassend aufklären, bei jeder Behandlung wachsam bleiben, immer mit den aktuellen Entwicklungen Schritt halten und die für uns gültigen Behandlungspfade verinnerlichen, dann können und werden wir in der Versorgung von Patienten mit schweren Wirbelsäulenerkrankungen Großes bewirken.

Literatur

Bowers B. Recognising metastatic spinal cord compression. Br J Community Nurs. 2015; 20(4): 162–165.

Brooks F, Ghatahora A, Brooks M, et al. Management of metastatic spinal cord compression; awareness of NICE guidance. Eur J Surg Traumatol. 2014: 1; S255–9.

Christie NHS FT website. Immediate management of suspected MSCC. http://www.christie.nhs.uk.

Fehlings M, Nater A, Tetreault L, et al. Survival and clinical outcome in surgically treated patients with metastatic epidural spinal cord compression: results of a prospective multicentre AOspine study. J Clin Oncol. 2016; 34(3): 268–276.

Fisher CG, DiPaola CP, Ryken TC, et al. A novel classification system for spinal instability in neoplastic disease: an evidence-based approach and expert consensus from the Spine Oncology Study Group. Spine (Phila Pa 1976). 2010; 2010(35): E1221–E1229.

Fox S, Spiess M, Hnenny L, Fourney D. Spinal Instability neoplastic score (SINS); Reliability among spinal fellows and resident physicians in orthopaedic surgery and neurosurgery. Global Spine J. 2017; 7(8): 744–748.

Franic M, Bilic V, Dokuzovic S, et al. Surgical treatment of metastatic disease of the vertebral column. Acta Clin Croat. 2016; 55 (3: 474–482.

Frymoyer JW. The Adult Spine: Principles and Practice. Lippincott-Raven Publishers; 1997.

Hartvigsen J, Hancock M, Kongsted A, et al. Low Back Pain 1: what low back pain is and why we need to pay attention. Lancet low Back Pain Series Working Group. Lancet. 2018; 391: P2356–2367.

Hutchison C, Morrison A, Rice A, Tait G, Haeden S. Provision of information about malignant spinal cord compression; perception of patients and staff. Int J Palliative Nurs. 2012; 18(2): 61–68.

Kaplow R, Iyere K. Oncology emergency series. Understanding spinal cord compression. Nursing 2016. 2016; 46(9): 44–50.
Levack P, Collie D, Gibson A, et al. A prospective Audit of the Diagnosis, Management and Outcome of Malignant Cord Compression CRAG 97/08. Edinburgh: CRAG; 2001.
Miljenko F, Vide B, Stjepan D, Stjepan C, Tomislav C, Kresimir R. Surgical treatment of metastatic disease of the vertebral column. Acta Clin Croat. 2016; 55: 474–482.
Morgen S, Lund-Andersen C, Larsen C, Engelholm S, Dahl B. Prognosis in patients with metastatic spinal cord compression; survival in different cancer diagnosis in a cohort of 2321 patients. Spine (Phila Pa 1976). 2013; 38(16): 1362–1367.
NICE (2008) Clinical guideline [CG75] Published date: November 2008. https://www.nice.org.uk/Guidance/CG75.
Patchell R, Tibbs P, Regine W, et al. Direct decompressive surgical resection in the treatment of spinal cord compression caused by metastatic cancer: a randomised trial. Lancet. 2005; 366: 643–648.
Pease N, Harris r Finlay I. Development and audit of a care pathway for the management of patients with suspected malignant spinal cord compression. Physiotherapy. 2004; 90: 27–34.
Quraishi NA, Rajagopal T, Manoharan S, Elsayed S, Edwards K, Boszczyk A. Effect of timing of surgery on neurological outcome and survival in metastatic spinal cord compression. Eur Spine. 2013; 6: 1383–1388.
Richards L, Misra V, Greenhalgh S. The Manchester and Cheshire MSCC Service (poster). 2016.
Robson P. Metastatic Spinal Cord Compression; a rare but important complication of cancer. Clin Med (Lond). 2014; 14(5):542–545.
Savage P, Sharkey R, Kua T, et al. Malignant spinal cord compression: NICE guidance, improvements and challenges. QJM. 2014; (4):277–282.
Sodji Q, Kaminski J, Willey C, Kim N, Mourad W, Vender J, Dasher B. Management of metastatic spinal cord compression. South Med J. 2017; 110(9): 586–593.
Wanman J, Grabowski P, Nystrom H, et al. Metastatic spinal cord compression as the first sign of malignancy. Acta Orthop. 2017; 88(4): 457–462.
White N. Metastatic spinal cord compression, presentation, diagnosis and management. Hospital Medicine Clinics. 2016; 5(3): 452–465.

Register